Joachim Bonsack

Hitos de la investigación médica moderna

Perspectivas para un futuro mejor

bup

Joachim Bonsack

Hitos de la investigación médica moderna

Perspectivas para un futuro mejor

Impresión: ISBN 978-3-69035-202-4
eBook: ISBN: 978-3-69035-207-9

Número de pedido: 1811 (Rústica)
También disponible como libro electrónico

Bremen University Press, 2024.
El manuscrito no puede ser utilizado ni total ni parcialmente sin el consentimiento previo por escrito del editor.

Primera edición diciembre 2024

Editorial de la Universidad de Bremen
Fahrenheitstr. 11
D-28359 Bremen

bup@bremenuniversitypress.com
www.bremenuniversitypress.com

Joachim Bonsack

Hitos de la investigación médica moderna

Perspectivas para un futuro mejor

Visión general

1. INVESTIGACIÓN DEL GENOMA	23
2. INTELIGENCIA ARTIFICIAL	47
3. INMUNOTERAPIA	66
4. COMPARACIÓN Y SÍNTESIS DE LOS AVANCES	78
6. IMPLICACIONES SOCIALES	83
7. PERSPECTIVAS	86
8. CONCLUSIÓN	90
10. ÍNDICE	92

Índice

Introducción	9
Relevancia de la investigación médica	**11**
Enfermedades infecciosas	14
Lucha contra las enfermedades transmisibles	15
Prevención y gestión de pandemias	15
Transferencia de tecnología	16
Resistencia de los sistemas sanitarios	16
Fomento de la estabilidad social	16
La innovación como motor de progreso	17
Reforzar la cooperación internacional	17
Nuevos enfoques diagnósticos y terapéuticos	**18**
Aumento de la carga de morbilidad	18
Límites de los diagnósticos existentes	18
Retos de la terapia	19
Amenaza de resistencia	19
Costes y acceso al tratamiento	20
Progreso tecnológico y científico	20
Implicaciones para la práctica clínica y la sociedad	21
1. INVESTIGACIÓN DEL GENOMA	**23**
Los fundamentos de la genómica y su importancia	**23**
El Proyecto Genoma Humano	**25**
Tecnologías de edición genética	**27**
Secuenciación de alto rendimiento (secuenciación de próxima generación)	**30**
Aplicaciones clínicas	**33**
Diagnóstico y terapia de enfermedades genéticas	**37**
Desarrollo de la medicina personalizada	**40**

Modificaciones genéticas   43

2. INTELIGENCIA ARTIFICIAL   47

Introducción a la IA en medicina   47

Relevancia de la IA en el sector sanitario   49

Aplicaciones actuales   50

IA en imagen médica   53

AI-planificación terapéutica asistida por IA   56

Diagnóstico mejorado y mayor eficacia   58

Sesgo e interpretabilidad de la IA-modelos   60

Responsabilidad   62

3. INMUNOTERAPIA   66

Fundamentos científicos   66

Cómo funciona la inmunoterapia   68

Aplicaciones en oncología   69

Uso para enfermedades autoinmunes   73

Tratamiento de infecciones crónicas   75

4. COMPARACIÓN Y SÍNTESIS DE LOS AVANCES   78

Similitudes   78

Diferencias   78

Evaluación de la pertinencia   79

Producción, logística y escalabilidad   79

Aspectos éticos   81

6. IMPLICACIONES SOCIALES   83

Impacto social de las nuevas terapias   83

Accesibilidad y justicia   83

Protección de datos y privacidad   84

Responsabilidad y regulación 85

7. PERSPECTIVAS 86

Sinergias entre la genómicaIA e inmunoterapia 86

Lagunas en la investigación 87

Identificación de otros campos de aplicación 87

Implicaciones para la práctica médica 88

Cambios a largo plazo en el sector sanitario debido a las nuevas tecnologías
89

8. CONCLUSIÓN 90

10. ÍNDICE 92

Introducción

En los últimos años, la medicina ha logrado avances considerables que no sólo han revolucionado las opciones de tratamiento de enfermedades concretas, sino que han cambiado por completo nuestra forma de entender la salud y la enfermedad. A primera vista, estos resultados parecen tener poco que ver entre sí, pero en realidad hay una serie de líneas rojas que muestran una conexión beneficiosa y apasionante que no sólo pone de relieve los principales logros de los últimos años, sino que también señala el camino hacia los nuevos avances que cabe esperar en un futuro próximo.

Este libro está dedicado a presentar estos avances pioneros que están influyendo de manera fundamental en nuestras vidas, al tiempo que allanan el camino para nuevas innovaciones. Es un recorrido por los capítulos más apasionantes de la investigación médica moderna, que muestra hasta qué punto se entrelazan la ciencia, la tecnología y las necesidades de las personas.

Desde la descodificación del genoma humano hasta el uso de la inteligencia artificial y la inmunoterapia - los avances tratados en este libro no están aislados unos de otros. Más bien están interrelacionados, se complementan y refuerzan mutuamente su eficacia. La investigación del genoma, por ejemplo no sólo permite comprender mejor las causas genéticas de las enfermedades, sino que también sienta las bases de terapias personalizadas que pueden desarrollarse con mayor precisión y eficacia gracias a la inteligencia artificial. pueden desarrollarse con mayor precisión y eficacia. Al mismo tiempo, la inmunoterapia, que ya ha de la inmunoterapia, que ya ha cosechado un éxito considerable en oncología, puede mejorarse aún más gracias a la investigación genética y a la IA.-y la inteligencia artificial. Estos avances son ejemplo de una nueva era de medicina integradora, en la que las disciplinas colaboran de forma transversal para resolver problemas sanitarios complejos.

Sin embargo, la importancia de estos avances va mucho más allá de la tecnología. Influyen en la vida de las personas a un nivel profundamente personal. Enfermedades que antes parecían incurables ahora son controlables o incluso curables. Los pacientes se benefician de tratamientos que ya no se basan en la "talla única", sino que se adaptan a sus características genéticas y médicas. Al mismo tiempo, estos avances están cambiando la forma en que organizamos la atención médica y abordamos los problemas de salud en todo el mundo. Desde la prevención Desde la prevención a la terapia, cada vez disponemos de más herramientas que pueden utilizarse no sólo de forma más eficaz, sino también más justa.

Este libro presenta los logros más importantes de la medicina moderna en un contexto coherente y holístico. Muestra cómo estos avances mejoran nuestra calidad de vida y superan las barreras existentes para la atención sanitaria. Al mismo tiempo, arroja luz sobre el modo en que estos logros plantean nuevas cuestiones y retos, ya sea en los ámbitos de la éticaaccesibilidad o la sostenibilidad.

Al contemplar los avances no de forma aislada, sino como un sistema interconectado, este libro pretende ayudarnos a comprender el potencial de la medicina moderna y abrirnos los ojos a las posibilidades futuras. Está dirigido a lectores que no sólo quieren conocer los fascinantes detalles de las innovaciones médicas, sino también la visión de conjunto que impulsa estos avances y los convierte en motor de un cambio positivo en el mundo. Porque una cosa está clara: la medicina no se detiene: evoluciona constantemente, y con ella la esperanza de un futuro más sano y justo para todos nosotros.

Relevancia de la investigación médica

La investigación médica desempeña un papel fundamental en la resolución de los problemas sanitarios mundiales, agravados por factores demográficos, sociales, medioambientales y económicos. Ante el crecimiento de la población mundial, la prevalencia cada vez mayor de enfermedades crónicas y no transmisibles y la amenaza de nuevas enfermedades infecciosas la importancia de los avances científicos en medicina es mayor que nunca. La relevancia de la investigación médica puede considerarse a varios niveles: prevencióndiagnósticodesarrollo de terapias, política sanitaria y la estabilidad social.

En los últimos 80 años, la medicina ha logrado avances extraordinarios que han revolucionado nuestra comprensión de la salud y la enfermedad y mejorado notablemente la calidad y la esperanza de vida en todo el mundo. Estos avances han sido el resultado de una combinación de curiosidad científica, progreso tecnológico y colaboración interdisciplinaria, que ha abierto constantemente nuevas posibilidades de prevencióndiagnóstico y la terapia.

La década de 1940 se caracterizó por uno de los avances más significativos de la historia de la medicina: el descubrimiento y uso generalizado de antibióticos como la penicilina. Este avance revolucionario salvó millones de vidas al tratar eficazmente infecciones bacterianas que antes solían ser mortales. Los antibióticos se convirtieron rápidamente en una herramienta fundamental de la medicina moderna, permitiendo procedimientos médicos más complejos como la cirugía, los trasplantes y la quimioterapiaque serían inconcebibles sin el control de las infecciones.

En las décadas de 1950 y 1960, los programas de vacunación revolucionaron la salud pública. Con la introducción de vacunas contra enfermedades como la poliomielitis, el sarampión y la viruela, la carga mundial de morbilidad se redujo drásticamente. En particular, la erradicación de la viruela en la década de 1980 se considera uno de los mayores éxitos de la medicina preventiva y una prueba de la eficacia de las iniciativas sanitarias coordinadas a escala mundial.

Al mismo tiempo, en las décadas de 1960 y 1970 se impulsaron innovaciones tecnológicas que cambiaron fundamentalmente el diagnóstico y el tratamiento. y el tratamiento cambiaron fundamentalmente. El desarrollo de técnicas de imagen como la tomografía computarizada (TC) y la resonancia magnética (RM) permitió a los médicos observar el interior del cuerpo humano sin tener que realizar procedimientos invasivos. Al mismo tiempo, los avances en farmacología permitieron desarrollar fármacos eficaces para el tratamiento de enfermedades crónicas como las cardiovascularesla hipertensión arterial y la diabetes.

Los años 80 y 90 trajeron nuevos hitos, sobre todo en biología molecular e ingeniería genética. y la ingeniería genética. El descubrimiento de la estructura del ADN-y la creciente descodificación de los mecanismos genéticos sentaron las bases de la investigación genómica moderna.. Estos avances culminaron en el Proyecto Genoma Humanoque concluyó con éxito en 2003 y permitió cartografiar por primera vez el genoma humano. Los resultados allanaron el camino a la medicina personalizadaque utiliza los perfiles genéticos individuales para desarrollar terapias a medida.

En las dos últimas décadas, la medicina ha asistido a una integración aún mayor de la tecnología y la ciencia. Los avances en inmunoterapia han revolucionado el tratamiento del cáncer en particular entrenando específicamente al sistema inmunitario para que reconozca y combata las células tumorales. Paralelamente, nuevas tecnologías como CRISPR-Cas9 han hecho que la edición del genoma han hecho más precisa y accesible la edición del genoma, haciendo potencialmente curables las enfermedades genéticas en el futuro.

Otro ámbito clave del progreso moderno es el uso de la inteligencia artificial (IA). Los algoritmos de IA no solo permiten diagnósticos más rápidos y precisos mediante el análisis de grandes cantidades de datos, sino también el desarrollo de nuevos medicamentos y la optimización de los procesos clínicos. Junto con la digitalización de la asistencia sanitaria y el desarrollo de la telemedicina, la IA tiene el potencial de hacer que la asistencia sanitaria sea más accesible y eficiente.

Estos avances marcan la transición de la medicina tradicional, centrada en combatir enfermedades individuales, a una medicina integradora y precisa que sitúa a las personas en el centro. Los avances de las últimas décadas no solo han contribuido a mejorar el tratamiento de enfermedades agudas y crónicas, sino que también han sentado las bases para superar retos futuros como las pandemias, la creciente resistencia a los antibióticos y el cambio demográfico.

En esta era moderna, en la que la ciencia y la tecnología se entrelazan a la perfección, la medicina se enfrenta a la tarea de combinar los logros del pasado con las posibilidades del futuro. Esta transición hacia el presente y el futuro de la medicina demuestra que no sólo debemos aprovechar los éxitos del pasado, sino también trabajar activamente para que la asistencia sanitaria sea más equitativa, sostenible e innovadora en todo el mundo. Este libro está dedicado a un examen detallado de los recientes avances revolucionarios que darán forma a la medicina de hoy y de mañana.

Enfermedades infecciosas

Las enfermedades infecciosas siguen planteando un importante desafío mundial. Nuevos patógenos como el SARS-CoV-2 (COVID-19), pero también infecciones bien conocidas como la malarialatuberculosis o el VIHrequieren esfuerzos continuos de investigación. La investigación médica permite desarrollar nuevas vacunas, medicamentos antivirales y mejores procedimientos de diagnóstico. Por ejemplo, el rápido desarrollo de vacunas de ARNm contra el COVID-19 se logró gracias a décadas de investigación básica. Estas tecnologías no sólo ofrecen soluciones a corto plazo, sino que también sientan las bases para futuras vacunas contra otras infecciones.

Lucha contra las enfermedades transmisibles

Enfermedades no transmisibles como la diabeteslas enfermedades cardiovascularescáncer y las enfermedades neurodegenerativas están aumentando en todo el mundo y suponen una enorme carga para los sistemas sanitarios, sobre todo en sociedades que envejecen. La investigación médica ofrece soluciones mediante el desarrollo de enfoques terapéuticos innovadores, como la medicina personalizadabasada en datos genéticos y moleculares. Los avances en prevencióncomo la mejora de los programas de cribado-y la predicción del riesgo, están ayudando a reducir la carga de la enfermedad y mejorar la calidad de vida.

Prevención y gestión de pandemias

La movilidad global y el cambio climático aumentan el riesgo de pandemias, ya que los nuevos patógenos se propagan con mayor rapidez y las enfermedades existentes se ven favorecidas por los cambios ambientales. La investigación en los campos de la epidemiología, la virología y la salud pública y salud pública es crucial para establecer sistemas de alerta temprana y desarrollar medidas basadas en pruebas para contener las pandemias. Ejemplos de ello son colaboraciones internacionales como la red Global Health Security Agenda, que se apoya en la investigación para hacer más resistentes los sistemas sanitarios de todo el mundo.

Transferencia de tecnología

Una gran parte de la población mundial sólo tiene un acceso limitado a la atención médica moderna. La investigación está ayudando a desarrollar tecnologías rentables que también pueden utilizarse en regiones con pocos recursos. Un ejemplo son los dispositivos portátiles de diagnóstico que permiten realizar diagnósticos rápidos y precisos en zonas remotas. La investigación también sienta las bases de iniciativas mundiales como el programa "Acceso a los medicamentos", que mejora el acceso a medicinas vitales.

Resistencia de los sistemas sanitarios

La carga que suponen para los sistemas sanitarios el envejecimiento de las sociedades, las catástrofes medioambientales y la inestabilidad económica exige planteamientos sostenibles y resistentes. La investigación médica aporta modelos y estrategias para aumentar la eficiencia y sostenibilidad de los sistemas asistenciales. de los sistemas sanitarios. La telemedicina y las soluciones sanitarias digitales, impulsadas por las innovaciones tecnológicas, desempeñan un papel cada vez más importante a la hora de garantizar una asistencia sanitaria integral.

Fomento de la estabilidad social

La salud es un pilar central de la estabilidad social. Las epidemias y las oleadas crónicas de enfermedades pueden exacerbar las tensiones sociales, agotar los recursos económicos y fomentar la inestabilidad política. La investigación médica contribuye a minimizar estos riesgos no sólo tratando las enfermedades, sino también aportando soluciones a largo plazo para mejorar la salud de las comunidades. Por ejemplo, la eliminación de enfermedades como la poliomielitis ha contribuido a fomentar el desarrollo socioeconómico en muchas regiones.

La innovación como motor de progreso

La investigación médica es un motor de innovación que va mucho más allá de la medicina. Tecnologías como la inteligencia artificialla genómica y la biotecnología no sólo han revolucionado la práctica médica, sino que también han influido en otros campos como las ciencias agrarias, las tecnologías medioambientales y la informática. Estas sinergias están ayudando a desarrollar soluciones más integrales a los retos mundiales.

Reforzar la cooperación internacional

Los problemas de salud no conocen fronteras y la investigación médica es clave para fomentar la cooperación internacional. Iniciativas como la Organización Mundial de la Salud (OMS) o la cooperación en programas mundiales de vacunación se basan en el conocimiento científico y los resultados de la investigación. Estos esfuerzos conjuntos refuerzan el sistema sanitario mundial y fomentan la transferencia de conocimientos entre países.

Nuevos enfoques diagnósticos y terapéuticos

El desarrollo de nuevos enfoques para el diagnóstico y tratamiento de enfermedades graves reviste una importancia crucial, ya que los métodos médicos existentes a menudo alcanzan sus límites. La urgencia surge de la creciente prevalencia de las enfermedades, el impacto social y económico de los problemas de salud y la necesidad de crear opciones de tratamiento personalizadas y eficaces.

Aumento de la carga de morbilidad

La carga mundial de enfermedades graves como el cáncerlas enfermedades cardiovascularesenfermedades neurodegenerativas y trastornos genéticos raros no deja de aumentar. Estas enfermedades no sólo son las principales causas de muerte, sino que también tienen un impacto significativo en la calidad de vida de los afectados. El envejecimiento de la población también contribuye a esta evolución, ya que el riesgo de muchas enfermedades crónicas aumenta con la edad. Al mismo tiempo, las nuevas enfermedades infecciosas emergentes o mutantes como el SARS-CoV-2 suponen una grave amenaza que requiere soluciones rápidas e innovadoras.

Límites de los diagnósticos existentes

A pesar de los enormes avances en el diagnóstico siguen existiendo retos considerables. Muchas enfermedades sólo se reconocen en una fase avanzada, cuando las opciones de tratamiento son limitadas. Algunos ejemplos son cánceres como el de páncreas, que suelen ser asintomáticos y, por tanto, sólo se diagnostican en una fase avanzada. Urge disponer de procedimientos de diagnóstico más sensibles y específicos que permitan una detección precoz y aumenten así las posibilidades de éxito del tratamiento. Al mismo tiempo, la creciente complejidad de las enfermedades modernas exige el desarrollo de tecnologías innovadoras como las biopsias líquidas, las imágenes moleculares y las herramientas de diagnóstico basadas en la inteligencia artificial.-y herramientas de diagnóstico basadas en la inteligencia artificial.

Retos de la terapia

El desarrollo de terapias eficaces se ve dificultado por la heterogeneidad de muchas enfermedades. El cáncerpor ejemplo, no es una sola enfermedad, sino un grupo de más de 100 enfermedades distintas, cada una con características genéticas y moleculares diferentes. Las terapias estandarizadas no suelen bastar para cubrir esta diversidad, lo que hace necesario el desarrollo de enfoques personalizados. Además, las terapias para enfermedades como el AlzheimerParkinson o las infecciones resistentes a los antibióticos están llegando a sus límites, ya que aún no se comprenden del todo los mecanismos subyacentes o se carece de opciones terapéuticas eficaces.

Amenaza de resistencia

La creciente resistencia de los patógenos a los medicamentos existentes, especialmente a los antibióticoses uno de los mayores retos mundiales. Las bacterias multirresistentes pueden ser mortales incluso en infecciones simples, y el desarrollo de nuevos antibióticos avanza muy lentamente. Del mismo modo, la resistencia a los medicamentos antivirales y contra el cáncer limita considerablemente la eficacia de las terapias existentes. Para contrarrestar esta evolución se necesitan urgentemente nuevos principios activos y enfoques terapéuticos alternativos, como el uso de fagos o inmunoterapias.

Costes y acceso al tratamiento

Muchas de las terapias disponibles en la actualidad, sobre todo para enfermedades graves, son extremadamente caras e inaccesibles para amplios sectores de la población. Esto afecta no sólo a los países de renta baja y media, sino también a los desarrollados, donde los pacientes suelen sufrir apuros económicos para acceder a tratamientos que salvan vidas. El desarrollo de métodos de tratamiento rentables y ampliables es, por tanto, un reto clave para garantizar que los avances médicos beneficien a todos.

Progreso tecnológico y científico

Aunque los avances en la investigación del genomaIA y la biotecnología ofrecen oportunidades prometedoras, aún estamos en las primeras fases de utilización de estas tecnologías a gran escala. La urgencia de desarrollar nuevos enfoques radica también en hacer avanzar estas tecnologías para acelerar la transición de la investigación básica a la práctica clínica. Esto requiere no sólo innovación científica, sino también inversión, ajustes normativos y colaboración interdisciplinar.

Implicaciones para la práctica clínica y la sociedad

Los avances de la medicina tienen efectos de gran alcance en la práctica clínica y la sociedad. No sólo cambian la forma de diagnosticar y tratar las enfermedades, sino que también influyen en estructuras y procesos fundamentales del sistema sanitario. En la práctica clínica, nuevas tecnologías como la inteligencia artificial y la genómica permiten diagnósticos más precisos y terapias personalizadas. Gracias a las pruebas genéticas, los médicos pueden evaluar mejor los riesgos individuales de enfermedad y elaborar planes de tratamiento a medida más eficaces y suaves para los pacientes. Los avances en inmunoterapia y la imagen molecular están abriendo nuevas vías para tratar incluso enfermedades complejas o avanzadas de forma más específica.

Pero estas innovaciones no sólo repercuten en la medicina, sino también en la sociedad. Contribuyen a mejorar la calidad de vida al permitir controlar mejor o curar enfermedades que antes eran incurables o difíciles de tratar. Pero al mismo tiempo plantean cuestiones de equidad y accesibilidad. accesibilidad. Las terapias avanzadas suelen ser caras y no están al alcance de todos los pacientes por igual. Esto supone un reto para el sistema sanitario mundial, ya que las desigualdades existentes podrían agravarse si no se amplía el acceso a los tratamientos modernos.

Las cuestiones éticas y sociales también adquieren cada vez más importancia. Avances como la edición genoma mediante CRISPR-Cas9 o el uso de la IA en medicina plantean debates sobre cómo utilizar estas tecnologías de forma responsable. El almacenamiento y tratamiento de datos médicos sensibles y la posibilidad de modificar características genéticas tocan cuestiones fundamentales de ética y protección de datos. y la protección de datos. Estos avances exigen una estrecha cooperación entre la ciencia, la política y la sociedad para garantizar que estas tecnologías se utilicen de forma justa y segura.

Las implicaciones económicas también son considerables. Aunque los nuevos medicamentos y terapias suelen conllevar elevados costes de desarrollo, a largo plazo podrían reducir los gastos sanitarios al permitir tratamientos más precisos y eficaces. Al mismo tiempo, se están creando nuevas industrias y puestos de trabajo en el campo de la biotecnología y la tecnología médica. Por tanto, estos avances no sólo generan impulsos médicos, sino también económicos y tecnológicos que configuran la sociedad en su conjunto.

1. investigación del genoma

La investigación del genoma ha cambiado radicalmente nuestra comprensión de la salud y la enfermedad. Desde que en 2003 se logró descifrar el genoma humano, los avances científicos como la secuenciación de alto rendimiento y las tecnologías de edición genética como CRISPR-Cas9, han cambiado radicalmente nuestra comprensión de la salud y las enfermedades. y las tecnologías de edición de genes como CRISPR-Cas9 han abierto nuevas posibilidades para investigar e incidir específicamente en las causas genéticas de las enfermedades. Estos avances no sólo permiten identificar con precisión los factores genéticos de riesgo, sino también desarrollar terapias personalizadas que se adapten a los perfiles genéticos individuales de los pacientes. La genómica tiene el potencial de transformar la medicina de una disciplina reactiva a una preventiva y revolucionar el tratamiento de numerosas enfermedades, desde los trastornos genéticos raros hasta el cáncer.al cáncer.

Los fundamentos de la genómica y su importancia

Genómica es el estudio de toda la información genética de un organismo, que se almacena en el genoma. Se trata de analizar las secuencias de ADN-su estructura, función e interacciones. En el centro de la genómica está el objetivo de desarrollar una comprensión profunda de la base genética de los procesos biológicos y descifrar su influencia en la salud y la enfermedad. La descodificación del genoma humano en 2003 fue un hito que abrió la puerta a una nueva era de la medicina en la que la información genética desempeña un papel clave.

La importancia de la genómica en medicina se demuestra sobre todo por su capacidad para comprender las enfermedades a nivel molecular. Muchas enfermedades, especialmente las genéticas y multifactoriales como el cáncerla diabetes y las enfermedades cardiovascularestienen causas genéticas o factores de riesgo que pueden identificarse mediante análisis genómicos. Esto no sólo permite diagnósticos más precisossino también el desarrollo de las llamadas terapias personalizadas. Estos tratamientos tienen en cuenta las características genéticas individuales de cada paciente y aumentan así las probabilidades de éxito terapéutico, al tiempo que minimizan los efectos secundarios.

Además, la genómica ha revolucionado la medicina preventiva. Las pruebas genéticas permiten reconocer los factores de riesgo de ciertas enfermedades en una fase temprana, incluso antes de que aparezcan los síntomas. Esto permite tomar medidas preventivas que pueden retrasar o impedir el desarrollo de enfermedades. Farmacogenómicaun subcampo de la genómica, también demuestra sus ventajas: Aquí se investiga cómo influyen las variaciones genéticas en la respuesta de un individuo a la medicación. De este modo se optimizan las estrategias terapéuticas adaptadas al paciente.

Otro importante campo de aplicación es la oncologíadonde la genómica desempeña un papel fundamental en la identificación de marcadores tumorales y el desarrollo de terapias dirigidas. Analizando los cambios genéticos de las células tumorales se pueden utilizar fármacos específicos para atacar precisamente esos cambios. Esto ha revolucionado el tratamiento del cáncer Esto ha revolucionado el tratamiento del cáncer y ha mejorado significativamente las tasas de supervivencia de muchos tipos de tumores.

Genómica también tiene potencial para diagnosticar y tratar mejor las enfermedades genéticas raras. Muchas de estas enfermedades pasaban desapercibidas en el pasado porque se desconocían sus causas genéticas. Hoy en día, la investigación genómica permite y el desarrollo de enfoques terapéuticos específicos, como las terapias génicasque atacan directamente la mutación genética subyacente. mutación genética subyacente.

El Proyecto Genoma Humano

El Proyecto Genoma Humano (Proyecto Genoma Humano HGP) fue una de las empresas científicas más importantes del siglo XX y marcó un hito en la biología y la medicina. Este proyecto de investigación internacional, que se desarrolló entre 1990 y 2003, tenía como objetivo descifrar la secuencia completa del genoma humano e identificar entre 20.000 y 25.000 genes humanos. Fue el primer proyecto que cartografió y analizó sistemáticamente el código genético humano, proporcionando una base fundamental para la investigación genómica moderna y la medicina personalizada. y la medicina personalizada medicina personalizada.

Un éxito clave del Proyecto Genoma Humano fue la creación de una secuencia de referencia completa del genoma humano. Esta referencia sigue siendo hoy la base de los estudios genéticos y ha revolucionado nuestra comprensión de las enfermedades causadas por mutaciones genéticas. Antes del proyecto, poco se sabía sobre la estructura y organización del genoma humano. El Proyecto Genoma Humano ha demostrado que el cuerpo humano está formado por un número sorprendentemente pequeño de genes -mucho menos de lo que se pensaba en un principio- y que las complejas interacciones entre los genes y los factores ambientales desempeñan un papel crucial en el desarrollo de las enfermedades. desempeñan un papel decisivo en el desarrollo de enfermedades.

Otro avance fue el desarrollo de nuevas tecnologías y métodos avanzados durante el proyecto. Las tecnologías de secuenciación de alto rendimientolas herramientas bioinformáticas y las bases de datos desarrolladas específicamente para el análisis y almacenamiento de información genética han revolucionado la investigación. Estas innovaciones no sólo han hecho avanzar la genómica sino que también han permitido aplicaciones en otras disciplinas biológicas y médicas.

El proyecto del genoma humano también ha tenido un profundo impacto en la medicina. Sentó las bases para el desarrollo de la medicina personalizada, en la que la información genética se utiliza para realizar diagnósticos más precisos y adaptar las terapias a cada paciente. En oncología en particular en particular, los hallazgos del proyecto sentaron las bases para identificar mutaciones genéticas específicas que intervienen en diversos tipos de cáncer. Esto ha permitido el desarrollo de terapias dirigidas que ahora salvan muchas vidas.

Además, el proyecto ha acelerado la investigación sobre enfermedades genéticas. Ha identificado miles de variantes genéticas asociadas a enfermedades específicas y ha abierto la posibilidad de desarrollar pruebas genéticas para predecir y prevenir estas enfermedades. de estas enfermedades. Esto era especialmente importante en el caso de trastornos genéticos raros que solían ser difíciles de diagnosticar.

El proyecto del genoma humano no sólo ha sido un hito científico, sino también social. Ha desencadenado debates en todo el mundo sobre los aspectos éticos, jurídicos y sociales de la investigación del genoma. investigación. Temas como la protección de datos de la información genética, la posibilidad de discriminación por características genéticas y los límites de la intervención genética se debatieron intensamente y siguen siendo relevantes hasta hoy.

Tecnologías de edición genética

CRISPR-Cas9 es uno de los descubrimientos científicos más importantes de las últimas décadas y ha revolucionado la edición de genes. Originalmente derivado del sistema inmunitario de las bacterias, en el que sirve para protegerse de los virus, este sistema fue adaptado por los científicos para la manipulación selectiva del material genético de las células. Permite intervenciones precisas en el ADNcortando y modificando sitios específicos del genoma. La tecnología consta de dos componentes principales: la proteína Cas9, que actúa como "tijera" para cortar el ADN, y un ARN guía (ARNg), que dirige la proteína Cas9 a una secuencia de ADN específica. Tras el corte, la célula activa sus mecanismos naturales de reparación, que pueden conducir a la inactivación de un gen o a su modificación dirigida. Este método sencillo, rentable y de gran precisión ha permitido numerosas aplicaciones en investigación, medicina y agricultura.

En la investigación médica, CRISPR-Cas9 ha creado oportunidades revolucionarias para tratar enfermedades genéticas. Permite a los científicos corregir directamente las mutaciones que causan enfermedades. Los primeros ensayos clínicos arrojan resultados prometedores en el tratamiento de enfermedades como la anemia falciforme y la beta-talasemia. y la beta-talasemia, en las que los genes defectuosos pueden sustituirse por versiones que funcionen correctamente. CRISPR-Cas9 también ofrece la esperanza de curar enfermedades hereditarias como la distrofia muscular o ciertas formas de ceguera, al reparar de forma selectiva los defectos genéticos subyacentes. En la terapia del cáncer la tecnología se utiliza para modificar genéticamente las células inmunitarias de modo que puedan atacar más eficazmente a las células tumorales. Estos avances marcan el comienzo de una era en la que las enfermedades pueden tratarse a nivel molecular interviniendo directamente en las causas genéticas.

Además, CRISPR-Cas9 ha revolucionado la investigación básica. Permite a los científicos desactivar o modificar genes con precisión para estudiar su función. Esto ha permitido profundizar en el conocimiento de procesos biológicos fundamentales y dilucidar numerosos mecanismos de enfermedades que antes no se comprendían bien. La tecnología también se está utilizando para desarrollar modelos genéticos de enfermedades como el Alzheimerdiabetes o el cáncer que sirven de base para el desarrollo de nuevas terapias.

También en la agricultura, CRISPR-Cas9 ha hecho posibles enormes avances. Las plantas de cultivo pueden modificarse específicamente para que sean más resistentes a enfermedades, plagas o influencias medioambientales. De este modo, se pueden desarrollar variedades de mayor rendimiento y más robustas que contribuyan a garantizar el suministro mundial de alimentos. La tecnología también se utiliza para criar animales con características mejoradas, como cerdos resistentes a determinados virus o vacas capaces de prosperar en condiciones climáticas extremas.

A pesar de la versatilidad y el potencial de CRISPR-Cas9 existen retos técnicos, éticos y normativos. Uno de ellos son los denominados efectos off-target, en los que la tecnología corta involuntariamente otras partes del genoma. Estos errores podrían tener graves consecuencias, sobre todo en aplicaciones clínicas. Los efectos a largo plazo de las intervenciones genéticas, sobre todo en las células de la línea germinal que se transmiten a las siguientes generaciones, están aún en gran medida sin explorar. Esto también plantea cuestiones éticas, como la posibilidad de modificar genéticamente embriones humanos para crear rasgos específicos, un escenario a menudo denominado "bebés de diseño". Estas intervenciones podrían agravar las desigualdades sociales o permitir abusos si la tecnología no se regula estrictamente.

Otro tema es el acceso a las tecnologías CRISPR-Cas9-. Aunque el método en sí es relativamente barato, el desarrollo y la aplicación de terapias genéticas son costosos, lo que alberga el riesgo de que sólo las sociedades o individuos ricos se beneficien de los avances. La comunidad científica internacional se enfrenta al reto de elaborar normas y directrices que garanticen la seguridad de las aplicaciones y aborden las cuestiones éticas.

A pesar de estos retos, CRISPR-Cas9 sigue siendo una tecnología transformadora con potencial para abordar algunos de los problemas más acuciantes de la humanidad. Desde la curación de enfermedades genéticas hasta la mejora de la producción mundial de alimentos y el tratamiento de cuestiones biológicas fundamentales, las posibilidades parecen casi ilimitadas. La investigación en curso no sólo mejorará la precisión y seguridad del método, sino que también abrirá nuevos campos de aplicación. Con un uso responsable y el desarrollo de marcos éticos y normativos adecuados, CRISPR-Cas9 podría convertirse en una de las tecnologías más influyentes del siglo XXI y cambiar fundamentalmente la forma en que tratamos las enfermedades y modelamos nuestro entorno.

Secuenciación de alto rendimiento (secuenciación de próxima generación).

Secuenciación de alto rendimientotambién conocida como secuenciación de nueva generación (NGS), ha revolucionado la forma de descodificar y analizar la información genética. Esta tecnología permite analizar grandes cantidades de secuencias de ADN- o ARN de forma rápida, precisa y rentable. En comparación con los métodos de secuenciación tradicionales, como la secuenciación Sanger, la NGS es mucho más rápida y flexible, lo que permite analizar genomas completosexomas o transcriptomas en pocos días. La introducción de la NGS a principios de la década de 2000 marcó un hito importante que ha revolucionado la investigación genómica moderna.el diagnóstico y la medicina personalizada medicina personalizada.

NGS se basa en métodos de secuenciación paralela en los que millones de fragmentos de ADN se secuencian simultáneamente.-fragmentos se secuencian simultáneamente. La tecnología implica varios pasos: En primer lugar, el ADN se corta en pequeños fragmentos, que se etiquetan con adaptadores específicos y se amplifican. A continuación se procede a la secuenciación, en la que cada bloque de construcción del ADN (adeninaguaninacitosina y timina) se lee uno tras otro, a menudo mediante métodos basados en la fluorescencia. Sofisticados sistemas bioinformáticos analizan y reconstruyen los datos para descifrar la secuencia completa.

Uno de los mayores avances de la NGS es la drástica reducción del coste y el tiempo necesarios para la secuenciación del genoma. Mientras que la secuenciación de un genoma humano en el marco del Proyecto Genoma Humano costó más de una década y unos 3.000 millones de dólares, ahora se pueden secuenciar genomas completos en pocos días por menos de 1.000 dólares. Ahora es posible secuenciar genomas completos en pocos días y por menos de 1.000 dólares. Este avance ha hecho que la investigación genómica para una amplia gama de aplicaciones.

En el diagnóstico médico La NGS ha permitido avances significativos en el diagnóstico médico. Actualmente se utiliza de forma rutinaria para analizar genomas del cáncer e identificar mutaciones que responden específicamente a determinadas terapias. También desempeña un papel fundamental en el diagnóstico de enfermedades genéticas raras, donde la NGS permite detectar mutaciones que los métodos tradicionales suelen pasar por alto. Además, la NGS ha revolucionado el descubrimiento y la caracterización de microorganismos, facilitando la identificación de nuevos patógenos y el seguimiento de brotes, como quedó impresionantemente demostrado durante la COVID-19-pandemia ha quedado impresionantemente demostrado.

La aplicación de la NGS en la investigación ha ampliado considerablemente nuestra comprensión de los procesos biológicos. Con la secuenciación del ARN, los científicos pueden analizar la expresión génica en células o tejidos, lo que aporta importantes conocimientos sobre los mecanismos de las enfermedades. Los análisis epigenéticos, como la investigación de los patrones de-La NGS también ha hecho posible los análisis epigenéticos, como la investigación de los patrones de metilación del ADN, que ayudan a comprender la regulación de los genes en diferentes condiciones. En oncología La NGS ha contribuido al descubrimiento de biomarcadores que mejoran la detección precoz y el pronóstico del cáncer.

La NGS también es una herramienta clave en la medicina personalizada es también una herramienta clave en la medicina personalizada. Permite desarrollar terapias a medida basadas en las características genéticas del paciente. Por ejemplo, la farmacogenómica-las pruebas realizadas con NGS pueden predecir la eficacia y los efectos secundarios de determinados medicamentos, lo que permite un tratamiento más preciso y seguro. La técnica también ofrece soluciones potenciales para la medicina preventiva al identificar factores genéticos individuales de riesgo de enfermedades.

Además de la medicina, la NGS también ha aportado enormes avances en otros campos, como la agricultura, las ciencias medioambientales y la medicina forense. En agricultura, se utiliza para identificar marcadores genéticos que permitan obtener plantas más resistentes y de mayor rendimiento. En ciencias medioambientales, la NGS ayuda a analizar la biodiversidad de microorganismos en distintos ecosistemas. En medicina forense, la tecnología permite analizar rastros mínimos de ADN para resolver casos con mayor precisión.-para resolver casos con mayor precisión.

En general, la NGS ha cambiado radicalmente el panorama de la genómica y las ciencias de la vida. No sólo ha profundizado nuestra comprensión de los procesos genéticos y moleculares, sino que también ha permitido aplicaciones prácticas en medicina y otros campos. A medida que la tecnología y la bioinformática sigan evolucionando, se espera que la NGS desempeñe un papel cada vez más importante en la resolución de problemas biológicos y médicos complejos. La combinación de velocidad, precisión y versatilidad hace de la NGS una herramienta indispensable en la ciencia y la medicina modernas.

Aplicaciones clínicas

La investigación del genoma ha revolucionado la medicina y ha dado lugar a multitud de aplicaciones clínicas en diagnósticoterapia y prevención mejorar significativamente el diagnóstico, la terapia y la prevención. Al comprender las bases genéticas de las enfermedades e identificar marcadores genéticos específicos, médicos y científicos pueden desarrollar enfoques personalizados más precisos y eficaces que nunca. Las tecnologías genómicas, como la secuenciación de alto rendimiento y la edición de genes, se han abierto camino en numerosos campos de la medicina.

Una de las aplicaciones clínicas más importantes de la investigación genómica es el **diagnóstico de enfermedades genéticas raras**. Muchas de estas enfermedades, que antes eran difíciles o imposibles de diagnosticar, pueden identificarse ahora con precisión mediante el análisis de todo el genoma o exoma. Esto permite no sólo un diagnóstico preciso, sino también un tratamiento específico y asesoramiento genético para las familias afectadas. La secuenciación del exoma ya ha ayudado a esclarecer la causa de enfermedades como la distrofia muscular o ciertas formas de epilepsia.

En **medicina oncológica** la investigación genómica ha ha aportado cambios de gran calado. El análisis de los genomas tumorales permite identificar mutaciones genéticas específicas de un tumor. Esta información es crucial para el desarrollo y el uso de terapias dirigidas que ataquen únicamente a las células cancerosas sin afectar al tejido sano. Ejemplos de ello son fármacos como los inhibidores de HER2 para el cáncer de mama o los inhibidores de EGFR para el cáncer de pulmón. o los inhibidores del EGFR para el cáncer de pulmón. Además, la genómica desempeña un papel fundamental en el reconocimiento de biomarcadores que permiten predecir la evolución de la enfermedad y la eficacia de determinados tratamientos.

La **medicina preventiva** también se beneficia de la investigación genómica. Las pruebas genéticas pueden revelar riesgos individuales de enfermedad incluso antes de que aparezcan los síntomas. Por ejemplo, las mujeres con mutaciones BRCA1 o BRCA2 pueden tener un mayor riesgo de cáncer de mama y ovario. Estos hallazgos permiten adoptar medidas preventivas como el aumento de los cribados o intervenciones profilácticas. Existen enfoques similares para otras enfermedades, como las cardiovasculares en las que los factores de riesgo genéticos, como las variantes del gen LDLR, pueden detectarse en una fase temprana.

Otro importante campo de aplicación es **la farmacogenómica** que analiza cómo influyen las diferencias genéticas en la respuesta de un individuo a la medicación. Esta información ayuda a seleccionar la medicación y la dosis adecuadas para cada paciente, minimizando así los efectos secundarios y maximizando la eficacia. Un ejemplo es la dosificación del anticoagulante warfarina, que se ve influida por variaciones genéticas en los genes CYP2C9 y VKORC1. Las pruebas farmacogenómicas permiten personalizar la dosis para evitar complicaciones.

La investigación genómica también ha permitido el desarrollo de **terapias génicas** innovadoras posibles. Estas terapias pretenden reparar o sustituir genes defectuosos causantes de enfermedades. Los primeros éxitos clínicos se están observando en enfermedades genéticas como la anemia falciforme y la beta-talasemia, en las que se corrigen los defectos genéticos subyacentes. En oftalmología, la terapia génica Luxturna ya ha demostrado que los trastornos visuales genéticos pueden tratarse.

En infectología se utiliza la investigación genómica se utiliza para identificar patógenos con mayor rapidez y analizar sus propiedades genéticas. Esto es especialmente relevante para el desarrollo de vacunas y terapias antivirales. Durante la pandemia de COVID-19-la investigación genómica desempeñó un papel clave en la secuenciación del genoma del SARS-CoV-2 y el desarrollo de vacunas basadas en ARNm.

La medicina de los trasplantes también se ha beneficiado de la investigación genómica también se ha beneficiado de la investigación genómica. Las pruebas genéticas permiten determinar con mayor precisión la compatibilidad tisular entre donantes y receptores, lo que aumenta la tasa de éxito de los trasplantes de órganos. También se investiga cómo influyen los factores genéticos en la respuesta inmunitaria para controlar mejor las reacciones de rechazo.

La investigación genómica también ha permitido avances significativos en **salud mental**. Los estudios sobre la arquitectura genética de trastornos como la depresión, la esquizofrenia y el autismo han ayudado a identificar complejos factores genéticos de riesgo. Estos hallazgos podrían dar lugar a nuevas herramientas de diagnóstico y tratamientos personalizados en el futuro.

En el **embarazo y el diagnóstico prenatal**, la investigación genómica también ha aportado también ha aportado avances revolucionarios. Las pruebas prenatales no invasivas (NIPT), que se basan en el análisis del ADN fetal libre de células en la sangre de la madre, permiten detectar precozmente anomalías genéticas como la trisomía 21sin tener que realizar procedimientos invasivos como la amniocentesis sin tener que realizar procedimientos invasivos como la amniocentesis.

Diagnóstico y terapia de enfermedades genéticas

El diagnóstico y la terapia de las enfermedades genéticas han experimentado una profunda transformación debido a los avances en la investigación del genoma. han experimentado una profunda transformación. Las enfermedades genéticas causadas por mutaciones en uno o varios genes plantean a menudo complejos retos diagnósticos y terapéuticos. Gracias a las modernas tecnologías genómicas, como la secuenciación de alto rendimiento (secuenciación de próxima generación, NGS) y la edición de genes, estas enfermedades pueden ahora diagnosticarse con mayor precisión y tratarse de forma específica.

En el **diagnóstico** de las enfermedades genéticas, la investigación genómica ha ha iniciado un cambio de paradigma. Los métodos de diagnóstico tradicionales, como las pruebas genéticas moleculares individuales, solían llevar mucho tiempo y sólo podían reconocer mutaciones específicas. Con la NGS ahora es posible analizar el genoma completo (WGS, Whole Genome genoma) o el exoma (WES, Whole Exome) de un paciente en poco tiempo y a un coste razonable. Esto permite analizar exhaustivamente las causas genéticas de las enfermedades, incluso en pacientes con síntomas inespecíficos o complejos. La secuenciación del exoma se utiliza a menudo para identificar enfermedades genéticas raras en las que podría estar afectado un gran número de genes potenciales. Un ejemplo es la distrofia muscular, cuya causa pueden ser mutaciones en varios genes diferentes. El análisis del genoma también puede utilizarse para descubrir nuevas variantes genéticas que revelen mecanismos de enfermedad desconocidos hasta ahora.

El diagnóstico de las enfermedades genéticas se complementa con pruebas genéticas precisas dirigidas a mutaciones concretas. Por ejemplo, los portadores de mutaciones genéticas como BRCA1 o BRCA2, que aumentan el riesgo de cáncer de mama y ovario, pueden identificarse mediante pruebas específicas. Estos diagnósticos son importantes no sólo para el paciente, sino también para los familiares que puedan tener un mayor riesgo de padecer las mismas mutaciones.

En el **tratamiento de** enfermedades genéticas, la investigación genómica también ha también ha hecho posibles avances revolucionarios. Las terapias génicas son uno de los avances más prometedores en este campo. Su objetivo es corregir o sustituir directamente los genes defectuosos. Un ejemplo es la terapia génica para enfermedades hereditarias graves de la retina, como la amaurosis congénita de Leber, en la que el gen defectuoso RPE65 se sustituye por un gen funcional. Luxturnauna terapia génica aprobada, ha demostrado que estos enfoques pueden restaurar la visión de los pacientes.

Otro ejemplo es el tratamiento de la anemia falciforme y la beta-talasemia, causadas por genes defectuosos de la hemoglobina. Mediante el uso de tecnologías de edición genética como CRISPR-Cas9 los genes defectuosos pueden corregirse con precisión, lo que tiene el potencial de curar permanentemente estas enfermedades. Los primeros ensayos clínicos con terapia génica basada en CRISPR están arrojando resultados prometedores y podrían representar un futuro estándar en el tratamiento de enfermedades genéticas.

Además de la terapia génica, la investigación genómica ha también ha impulsado el desarrollo de fármacos específicos dirigidos a mecanismos genéticos. Un ejemplo es el desarrollo de fármacos para la fibrosis quísticaque mejoran la función del gen CFTR mutado. Estos fármacos, como el ivacaftorabordan las causas moleculares de la enfermedad y han mejorado significativamente la calidad y esperanza de vida de los pacientes.

El diagnóstico prenatal de las enfermedades genéticas también ha progresado también ha avanzado considerablemente. Las pruebas prenatales no invasivas (NIPT) analizan el ADN fetal libre de células en la sangre de la madre y permiten detectar precozmente anomalías genéticas como la trisomía 21sin riesgo de procedimientos invasivos. Esto ha aumentado considerablemente la seguridad y precisión de los diagnósticos prenatales y da a padres y médicos más margen de maniobra.

A pesar de los impresionantes avances, sigue habiendo retos. Uno de ellos es la interpretación de los datos genéticos, sobre todo en el caso de variantes de significado clínico desconocido. No todas las mutaciones genéticas conducen necesariamente a una enfermedad, y el significado clínico de muchas variantes genéticas sigue sin estar claro. Esto requiere la integración de los datos genómicos con otra información diagnóstica para poder tomar decisiones con conocimiento de causa. Además, la dimensión ética de los diagnósticos y y la terapia genéticos plantea un reto. El manejo de la información genética exige unas estrictas directrices de protección de datos, y la posibilidad de manipular células de la línea germinal plantea cuestiones sociales y éticas.

El diagnóstico y la terapia de las enfermedades genéticas han entrado en una nueva era gracias a la investigación genómica. ha dado paso a una nueva era. La capacidad de identificar con precisión y tratar específicamente las causas genéticas ofrece esperanza a pacientes que antes sólo podían ser tratados sintomáticamente. Con el desarrollo continuo de las tecnologías genómicas y las terapias génicas existe un gran potencial para comprender mejor y tratar eficazmente una amplia gama de enfermedades genéticas, lo que mejorará de forma sostenible la asistencia sanitaria y la calidad de vida de millones de personas en todo el mundo.

Desarrollo de la medicina personalizada

La medicina personalizadatambién conocida como medicina de precisión, ha experimentado un desarrollo transformador gracias a los avances en la investigación del genoma y la utilización de perfiles genéticos. El objetivo de la medicina personalizada es adaptar los diagnósticos, las estrategias de prevención y las terapias a las características genéticas, moleculares y clínicas individuales de cada paciente. A diferencia de los enfoques convencionales, que proporcionan tratamientos estandarizados para todos los pacientes, la medicina personalizada utiliza información genética detallada para desarrollar la mejor terapia posible para cada individuo. Esto aumenta la eficacia del tratamiento, minimiza los efectos secundarios y abre nuevas posibilidades en la prevención y cura de enfermedades complejas. y curar enfermedades complejas.

La base de la medicina personalizada es el análisis de los perfiles genéticos individuales, que es posible gracias a tecnologías como la secuenciación de alto rendimiento (secuenciación de próxima generación, NGS). (secuenciación de próxima generación, NGS) y los análisis bioinformáticos. Estos métodos permiten identificar variaciones genéticas responsables del desarrollo de enfermedades o de la respuesta a la medicación. Por ejemplo, las mutaciones en determinados genes, como BRCA1 y BRCA2, pueden aumentar significativamente el riesgo de cáncer de mama y ovario. Con este conocimiento, pueden planificarse individualmente medidas preventivas como un estrecho seguimiento u operaciones profilácticas.

En la terapia del cáncer la medicina personalizada ha realizado notables progresos. El ADN tumoral-tumoral pueden identificar mutaciones genéticas específicas que impulsan el crecimiento del tumor. Estos hallazgos permiten el uso de terapias dirigidas que actúan específicamente contra estas mutaciones, como los inhibidores del EGFR para el cáncer de pulmón o los inhibidores del HER2 para el cáncer de mama.. Estas terapias suelen ser más eficaces y suaves que las quimioterapias convencionalesya que atacan con precisión el tejido tumoral y preservan en gran medida el tejido sano. El análisis del ADN tumoral también ha permitido el desarrollo de las llamadas biopsias líquidas, en las que se obtiene información genética del ADN tumoral circulante en la sangre. Este método no invasivo ofrece una forma rápida y segura de controlar la progresión de la enfermedad y adaptar la terapia.

Otro campo clave de aplicación de la medicina personalizada es la farmacogenómica. En ella se investiga cómo influyen las variaciones genéticas en la respuesta de un individuo a la medicación. Algunos pacientes metabolizan los fármacos más rápida o lentamente debido a diferencias genéticas, lo que influye en su eficacia o en el riesgo de efectos secundarios. Por ejemplo, las variantes del gen CYP2C19 afectan a la eficacia del clopidogrelun anticoagulante que suele recetarse tras un infarto de miocardio. Las pruebas genéticas permiten elegir fármacos alternativos o dosis más adecuadas a las necesidades individuales del paciente. Estos enfoques no sólo mejoran la seguridad y eficacia del tratamiento, sino que también contribuyen a reducir los costes sanitarios al evitar terapias ineficaces.

La medicina personalizada también ha logrado avances significativos en el tratamiento de enfermedades genéticas como la fibrosis quística o la anemia falciformetambién han progresado. La identificación de defectos genéticos específicos ha permitido desarrollar terapias dirigidas que actúan a nivel molecular. Un ejemplo es el ivacaftorun fármaco que mejora la función de la proteína CFTR mutada en pacientes de fibrosis quística con determinadas mutaciones. Estos enfoques terapéuticos ilustran cómo pueden utilizarse los perfiles genéticos para desarrollar tratamientos para grupos específicos de pacientes.

Además, la medicina personalizada abre abre nuevas posibilidades en medicina preventiva. Las pruebas genéticas pueden utilizarse para minimizar el riesgo de enfermedades crónicas como la diabetesenfermedades cardiovasculares o enfermedades neurodegenerativas como el Alzheimer en una fase temprana. Este conocimiento permite personalizar medidas preventivas como cambios en el estilo de vida o revisiones periódicas para reducir el riesgo de enfermedad o retrasar su aparición.

Sin embargo, los avances en medicina personalizada también plantean retos. La interpretación de los datos genéticos requiere conocimientos especializados y análisis bioinformáticos, lo que conlleva costes elevados. Además, no se conocen todas las variaciones genéticas, lo que puede generar incertidumbres en la aplicación clínica. Las cuestiones éticas, como el manejo de información genética sensible y la posible discriminación basada en características genéticas, requieren una regulación cuidadosa y unas directrices claras de protección de datos. El acceso a la medicina personalizada también es un problema, ya que las pruebas y terapias genéticas avanzadas a menudo sólo están disponibles en centros especializados y son económicamente inasequibles para muchos pacientes.

La medicina personalizada puede cambiar radicalmente la asistencia sanitaria. Combinando la información genómica con otras fuentes de datos, como el estilo de vida y los factores ambientalespueden desarrollarse estrategias de tratamiento aún más precisas. Los avances en inteligencia artificial y análisis de macrodatos mejorarán aún más la integración e interpretación de estos datos, lo que podría hacer que la medicina personalizada fuera más accesible y eficaz.

Modificaciones genéticas

El debate social sobre la modificación genética es una de las discusiones más complejas y con más capas de nuestro tiempo. Abarca cuestiones éticas, sociales, jurídicas y científicas derivadas de las enormes posibilidades que ofrecen tecnologías como CRISPR-Cas9 y otras herramientas de edición genética. Este debate se ve alimentado por el rápido desarrollo de la investigación genómica que está haciendo que las modificaciones genéticas sean cada vez más accesibles y potencialmente ampliamente aplicables. Los temas centrales de este debate se refieren a las oportunidades y los riesgos de la edición genética, sobre todo en humanos, el impacto en la sociedad y cómo deben definirse los límites de esta tecnología.

Un tema central del debate es la diferencia entre modificaciones somáticas y de la línea germinal. Las modificaciones somáticas sólo afectan a la persona tratada y ya han demostrado ser potencialmente seguras y eficaces en ensayos clínicos, por ejemplo en terapia génica para tratar enfermedades como la anemia falciforme.. Las modificaciones de la línea germinal, en cambio, alteran el ADN en óvulos, espermatozoides o embriones, de modo que estos cambios se transmiten a las generaciones futuras. Mientras que las intervenciones somáticas están ampliamente aceptadas, las modificaciones de la línea germinal plantean considerables problemas éticos. Los críticos sostienen que estas intervenciones son irreversibles y pueden tener consecuencias no deseadas que sólo se manifiesten generaciones más tarde.

Otro aspecto es la posibilidad de crear los llamados "bebés de diseño". En teoría, la edición genética podría utilizarse para potenciar determinados rasgos deseados, como la inteligencia, la forma física o incluso las características estéticas. Estas aplicaciones plantean cuestiones fundamentales sobre la aceptabilidad de la optimización genética y su impacto en la justicia social. Los críticos advierten de una "brecha genética" en la que sólo los sectores ricos de la sociedad tengan acceso a estas tecnologías, lo que podría exacerbar aún más las desigualdades sociales.

La cuestión de la seguridad también desempeña un papel fundamental. Aunque tecnologías como CRISPR-Cas9 se han vuelto más precisas, sigue existiendo el riesgo de que se produzcan cambios genéticos no deseados. Esto podría tener graves consecuencias para la salud, sobre todo si afecta a células de la línea germinal. Estos riesgos ponen de relieve la necesidad de medidas estrictas de seguridad y regulación antes de que las modificaciones genéticas puedan aplicarse de forma generalizada.

Además de las cuestiones técnicas y éticas, la modificación genética también plantea problemas sociales y culturales. En muchas culturas y tradiciones religiosas existen ideas muy arraigadas sobre la santidad de la vida humana y el papel del ser humano en la naturaleza. Para algunos críticos, la edición genética representa una transgresión de los límites morales y naturales que se considera una interferencia con la creación o la obra divina. Esta perspectiva conduce a un amplio rechazo de la tecnología, aunque potencialmente pueda salvar vidas.

Otro tema importante es el manejo de la información genética y su posible utilización. La modificación genética requiere un conocimiento preciso de las secuencias de ADN, lo que plantea la cuestión de la protección de datos.-secuencias de ADN, lo que plantea la cuestión de la protección de datos y su uso indebido. y el uso indebido de esos datos. Existe la preocupación de que la información genética pueda utilizarse para prácticas discriminatorias, por ejemplo en el ámbito de los seguros o el empleo. Estas situaciones refuerzan la necesidad de un marco jurídico claro y de acuerdos internacionales que garanticen un uso responsable de la tecnología.

La dimensión mundial del debate también es importante. Mientras algunos países como EE.UU., China o el Reino Unido investigan y aplican modificaciones genéticas bajo ciertas condiciones, otros han impuesto prohibiciones estrictas. Esta falta de consenso internacional podría desembocar en una "carrera armamentística genética", en la que los países competirían entre sí por dominar los avances en edición genética. Esto plantea interrogantes sobre la justicia y la cooperación mundiales.

Sin embargo, en el debate no debe ignorarse el potencial positivo de la modificación genética. La intervención genética podría ayudar a millones de personas curando o previniendo enfermedades genéticas. La tecnología también podría utilizarse en la agricultura para crear plantas más resistentes y asegurar el suministro mundial de alimentos. Sin embargo, estas oportunidades requieren una cuidadosa consideración de los riesgos y las implicaciones éticas.

2. inteligencia artificial

La integración de la inteligencia artificial (IA) en medicina ha permitido avances de gran alcance en los últimos años que están revolucionando el diagnósticorevolucionan el diagnóstico, la terapia y la investigación. Las tecnologías de IA analizan grandes cantidades de datos con rapidez y precisión, identifican patrones y ayudan a los médicos en su toma de decisiones. Aplicaciones como el análisis de imágenes en radiología, los planes de tratamiento personalizados en oncología y los modelos predictivos asistidos por IA en medicina preventiva han mejorado notablemente la eficacia y precisión de los procedimientos médicos. Al combinar big data, aprendizaje automático e información clínica, la IA abre nuevas vías para detectar antes las enfermedades, tratarlas de forma más individualizada y hacer que la asistencia sanitaria sea más accesible y eficaz en general.

Introducción a la IA en medicina

La inteligencia artificial (IA) se ha convertido en una de las tecnologías más influyentes de la medicina en los últimos años y promete cambiar radicalmente la forma en que se realizan los diagnósticos, se llevan a cabo los tratamientos y se analizan los datos sanitarios. y analizar los datos sanitarios. La IA se refiere al uso de algoritmos y aprendizaje automático que pueden reconocer patrones, hacer predicciones y apoyar decisiones basadas en grandes cantidades de datos. En medicina, el espectro de aplicaciones abarca desde el análisis de imágenes médicas y el desarrollo de terapias personalizadas hasta la optimización de procesos clínicos y el descubrimiento de nuevos fármacos.

La importancia de la IA en medicina surge de la enorme complejidad y riqueza de los datos en la sanidad moderna. Médicos e investigadores se enfrentan cada vez más al reto de analizar e interpretar grandes volúmenes de información sobre pacientes, datos genéticos, resultados de imágenes y estudios clínicos. La IA ofrece aquí una solución al procesar eficazmente estos datos y reconocer patrones apenas reconocibles por los humanos. Esto no sólo permite diagnósticos más rápidos y precisos, sino también la identificación de riesgos individuales de enfermedad y estrategias de tratamiento optimizadas.

Una ventaja clave de la IA en medicina es su capacidad para aprender de la experiencia y mejorar continuamente. Los algoritmos pueden ser cada vez más precisos mediante el entrenamiento con datos de la práctica clínica, lo que contribuye al desarrollo de sistemas inteligentes que apoyan, no sustituyen, a los médicos. Esto convierte a la IA en una herramienta que potencia los conocimientos y habilidades de los profesionales al tiempo que mejora la calidad y accesibilidad de la asistencia sanitaria. accesibilidad de la asistencia sanitaria. Sin embargo, la introducción de la IA en la medicina también se enfrenta a retos, como las cuestiones éticas, la protección de datos y la integración de estas tecnologías en los sistemas existentes. No obstante, la IA se considera uno de los enfoques más prometedores para hacer la medicina más eficiente, precisa y centrada en el paciente.

Relevancia de la IA en el sector sanitario

La importancia de la IA-en la atención sanitaria ha crecido rápidamente en los últimos años y se refleja en su capacidad para mejorar fundamentalmente la eficiencia, la precisión y la accesibilidad de la atención médica. accesibilidad de la atención médica. La IA ofrece soluciones a algunos de los mayores retos de la atención sanitaria, como procesar grandes cantidades de datos, hacer diagnósticos más precisos y personalizar las terapias. El aprendizaje automático y el análisis de datos pueden reconocer patrones en datos médicos complejos difíciles de identificar para el ser humano, lo que permite tomar decisiones más informadas con mayor rapidez.

Un área central en la que la IA es especialmente relevante es el diagnóstico. Los sistemas asistidos por IA, como los utilizados en radiología o patología, analizan imágenes médicas con gran precisión y pueden detectar anomalías como tumores, neumonía o enfermedades cardiovasculares antes y con mayor precisión. Esto permite tomar mejores decisiones terapéuticas y, a menudo, aumentar la tasa de supervivencia de los pacientes. En oncología por ejemplo, los modelos de IA ayudan a analizar los perfiles genéticos de los tumores y sugieren opciones de tratamiento específicas basadas en las características genéticas individuales de cada paciente.

La IA también es de gran importancia en la medicina preventiva es de gran importancia. Los modelos predictivos pueden utilizarse para reconocer los riesgos individuales de enfermedad en una fase temprana y sugerir medidas preventivas. Algunos ejemplos son los sistemas de IA que predicen los riesgos de infarto o diabetes combinando datos sobre el estilo de vida, información genética e historiales médicos.

Además, la IA desempeña un papel fundamental en el desarrollo de nuevos fármacos. El análisis de grandes conjuntos de datos procedentes de la investigación genómicaensayos clínicos y bases de datos farmacológicas acelera la identificación de posibles principios activos y reduce significativamente los costes de desarrollo de fármacos. Esto quedó especialmente patente durante la pandemia de COVID-19-cuando se utilizaron tecnologías de IA para desarrollar más rápidamente posibles agentes antivirales y diseños de vacunas.

IA también mejora la eficiencia organizativa en el sector sanitario. Los sistemas inteligentes optimizan los procesos en los hospitales, por ejemplo prediciendo los flujos de pacientes o automatizando las tareas administrativas. Así se libera al personal médico, que dispone de más tiempo para atender directamente a los pacientes.

Aplicaciones actuales

La inteligencia artificial (IA) se utiliza cada vez más en sanidad y ya ha encontrado una amplia gama de aplicaciones en diagnósticoterapia, prevención y la gestión de datos sanitarios revolucionar la gestión de los datos sanitarios. Un campo de aplicación clave es el diagnóstico médico por imagen. Los algoritmos de IA analizan con gran precisión imágenes de rayos X, tomografías computarizadas y resonancias magnéticas, y ayudan a los médicos a detectar anomalías como tumores, neumonías o enfermedades cardiovasculares.. Estas tecnologías no sólo ofrecen una evaluación más rápida, sino también una mayor sensibilidad y especificidad, especialmente para hallazgos sutiles difíciles de reconocer por el ojo humano.

Otro importante campo de aplicación es la medicina personalizada. LA IA se utiliza para analizar datos genéticos y otra información específica del paciente y crear planes de tratamiento personalizados basados en ellos. En oncología por ejemplo, los modelos de IA ayudan a identificar mutaciones genéticas en tumores que responden a terapias específicas. Esto permite un tratamiento específico que no sólo aumenta la eficacia, sino que también reduce los efectos secundarios. La IA también se utiliza en farmacogenómica para predecir cómo responderán los pacientes a determinados fármacos, lo que aumenta la seguridad y eficacia de las terapias.

En medicina preventiva, la IA utiliza modelos predictivos utiliza modelos predictivos capaces de predecir los riesgos de enfermedad. Mediante el análisis de historiales médicos electrónicos, información genética y datos sobre el estilo de vida, la IA identifica factores de riesgo individuales de enfermedades crónicas como la diabetesenfermedades cardiovasculares o enfermedades neurodegenerativas. Esto permite realizar intervenciones tempranas, como cambios en el estilo de vida o medidas médicas preventivas, que pueden evitar o retrasar la aparición de enfermedades.

La IA también desempeña un papel transformador en el desarrollo de fármacos también desempeña un papel transformador en el desarrollo de fármacos. Los algoritmos de

IA analizan grandes cantidades de datos de genómicaestudios clínicos y bibliotecas químicas para identificar y optimizar más rápidamente posibles principios activos. Durante la COVID-19-esta tecnología se utilizó para desarrollar fármacos antivirales y diseños de vacunas más eficientes. La IA ha acelerado considerablemente el proceso de descubrimiento de fármacos, ha reducido los costes y ha mejorado las posibilidades de éxito.

La IA también se utiliza en el campo de la robótica y la asistencia quirúrgica. también se utiliza. Los sistemas quirúrgicos inteligentes, como el robot Da Vinci, utilizan la IA para ayudar a los cirujanos en procedimientos mínimamente invasivos, haciendo los movimientos más precisos y minimizando los riesgos. Estas tecnologías ayudan a reducir el tiempo de recuperación de los pacientes y aumentan las tasas de éxito de las intervenciones quirúrgicas.

Otro ámbito de aplicación relevante para la IA es la gestión y el análisis de grandes volúmenes de datos médicos. Las historias clínicas electrónicas se optimizan gracias a la IA mediante la clasificación automática de datos, la reducción de errores y el suministro de información para la toma de decisiones clínicas. Los sistemas inteligentes ayudan a integrar los datos de los pacientes procedentes de distintas fuentes, proporcionando una visión global de su estado de salud.

En el control de infecciones, la IA se utiliza para predecir y controlar brotes de enfermedades. Por ejemplo, mediante el análisis de datos epidemiológicos y de viajes, la IA pudo ayudar a modelizar la propagación del virus durante la COVID-19-Durante la pandemia, la IA ayudó a modelizar la propagación del virus y a identificar los puntos críticos en una fase temprana. Esto ha ayudado a los gobiernos y a los sistemas sanitarios a planificar medidas preventivas con mayor eficacia.

La IA también se utiliza en mental. Chatbots y asistentes virtuales basados en IA ofrecen apoyo en el tratamiento de la depresióntrastornos de ansiedad y otras enfermedades mentales. Estos sistemas pueden reconocer síntomas, proporcionar apoyo individual y remitir a los pacientes a terapeutas si es necesario. También se utilizan aplicaciones basadas en IA para analizar datos de comportamiento y ofrecer recomendaciones personalizadas para mejorar la salud mental.

En general, la IA permite en la atención sanitaria permite diagnósticos más precisos, terapias más individualizadas, estrategias de prevención más eficaces y flujos de trabajo más eficientes. Tiene el potencial de mejorar la calidad de la atención al paciente y reducir al mismo tiempo los costes sanitarios. A pesar de estos avances, retos como garantizar la protección de los datosla protección de datos, la evitación de sesgos algorítmicos y el uso ético de la tecnología. Sin embargo, a medida que avancen el desarrollo y la integración, la IA desempeñará un papel aún más central en el futuro de la asistencia sanitaria.

IA en imagen médica

El uso de la inteligencia artificial (IA) en la imagen médica ha avanzado considerablemente en los últimos años y está revolucionando campos como la radiología y la patología.

Las tecnologías de IA, en particular el aprendizaje automático y el aprendizaje profundo, analizan grandes cantidades de datos de imágenes complejas con una precisión y velocidad que superan a los métodos convencionales. Estas aplicaciones permiten realizar diagnósticos más precisosmejoran la eficiencia de los flujos de trabajo y ayudan a los médicos en la toma de decisiones.

En radiología, la IA utiliza a menudo para analizar imágenes de rayos X, TC y RM. Los algoritmos pueden identificar con fiabilidad anomalías como tumores, fracturas, hemorragias o neumonías. Sobre todo en oncología la IA ha demostrado que puede detectar tumores pequeños y difíciles de detectar en una fase temprana, lo que aumenta significativamente las posibilidades de supervivencia de los pacientes. Un ejemplo es el uso de la IA en la detección del cáncer de pulmón en las tomografías computarizadas, donde los algoritmos pueden localizar con precisión los nódulos sospechosos y reducir el riesgo de interpretaciones erróneas.

En patología, la IA se utiliza se utiliza para analizar muestras digitales de tejidos (patología digital). Los modelos de aprendizaje profundo reconocen patrones celulares y cambios morfológicos indicativos de enfermedades como el cáncer enfermedades como el cáncer, a menudo con mayor rapidez y precisión que los patólogos humanos. Los sistemas de IA pueden identificar marcadores genéticos y moleculares específicos en muestras de tejido que son cruciales para la elección de la terapia. Estas tecnologías no sólo aceleran el diagnósticosino que también apoyan la personalización de los tratamientos.

Una ventaja particular de la IA en imagen médica es su capacidad para analizar grandes bases de datos de imágenes y aprender de millones de casos. Esto permite optimizar continuamente los algoritmos para mejorar su precisión y fiabilidad. En la práctica clínica se utilizan cada vez más herramientas asistidas por IA, como los sistemas de detección asistida por ordenador (CAD), para ayudar a los radiólogos en la elaboración de informes, sobre todo en mamografías para la detección precoz del cáncer de mama o en el análisis de tomografías computarizadas para evaluar los daños pulmonares relacionados con la COVID-19-lesiones pulmonares.

Además de mejorar la precisión diagnóstica, la IA también optimiza también optimiza la eficiencia en radiología y patología. Los sistemas automatizados reducen el tiempo necesario para el análisis de imágenes y liberan a los médicos de tareas rutinarias, lo que les permite centrarse en casos más complejos y actividades centradas en el paciente. Al mismo tiempo, la IA puede servir como garantía de calidad al proporcionar una segunda opinión sobre los hallazgos y minimizar los errores humanos.

A pesar de estos avances, existen retos a la hora de integrar la IA en la imagen médica. Uno de los mayores es garantizar la seguridad y privacidad de los datos, ya que los sistemas de IA deben entrenarse con grandes cantidades de datos sensibles de pacientes. Además, la validación de los algoritmos en la práctica clínica es esencial para garantizar su funcionamiento sólido y fiable. Otro aspecto importante es la aceptación por parte del personal médico, ya que los facultativos suelen tener reservas a la hora de confiar plenamente en los sistemas de IA, sobre todo cuando se trata de tomar decisiones críticas.

AI-planificación terapéutica asistida por IA

IA-La toma de decisiones y la planificación de tratamientos con ayuda de la IA pueden cambiar radicalmente la atención médica al permitir diagnósticos más precisos y tratamientos más personalizados. Los sistemas de IA utilizan algoritmos complejos y el aprendizaje automático para analizar grandes cantidades de datos médicos (historial del paciente, perfiles genéticos, pruebas de imagen y ensayos clínicos) y formular recomendaciones. Estas tecnologías ayudan a los médicos a elegir terapias óptimas y a tomar decisiones terapéuticas más rápidas, informadas y personalizadas.

Un área clave de aplicación es la oncologíadonde los modelos de IA-para analizar datos genéticos y moleculares de tumores. Estos análisis identifican mutaciones o biomarcadores específicos que responden a determinadas terapias, como fármacos dirigidos o inmunoterapias. Al integrar datos de ensayos clínicos, los sistemas de IA también pueden hacer sugerencias de terapias experimentales o de participación en ensayos que puedan ser relevantes para el paciente en cuestión. Esto no sólo aumenta la eficacia del tratamiento, sino que también abre nuevas opciones para los pacientes con tipos de cáncer complejos o poco frecuentes.

En farmacogenómica se utiliza la IA se utiliza para predecir cómo reaccionará un paciente a determinados fármacos. Esto es especialmente relevante a la hora de elegir la dosis o el fármaco para minimizar los efectos secundarios y maximizar la eficacia. Por ejemplo, los sistemas de IA pueden sugerir fármacos alternativos o personalizar las dosis para pacientes con variantes genéticas que afectan a su capacidad para metabolizar los medicamentos. Estos enfoques personalizados ayudan a reducir el riesgo de fracaso terapéutico o de efectos adversos.

Otro ejemplo es la IA-para enfermedades crónicas como la diabetes o las enfermedades o enfermedades cardiovasculares. En este caso, los algoritmos pueden analizar datos del paciente como la tensión arterial, los niveles de azúcar en sangre, el estilo de vida y los tratamientos anteriores para crear planes de tratamiento a medida. Estos planes pueden incluir intervenciones farmacológicas y no farmacológicas, como cambios en la dieta o terapias de ejercicio específicamente adaptadas a las necesidades individuales del paciente.

También en medicina intensiva la IA también también está desempeñando un papel cada vez más importante. Los algoritmos analizan continuamente los datos vitales de los pacientes y detectan en una fase temprana los cambios que podrían indicar un deterioro de su estado. Estos sistemas de alerta temprana pueden sugerir intervenciones, como ajustar las dosis de medicación, los parámetros de ventilación o la ingesta de líquidos para prevenir complicaciones.

Un ámbito en el que la toma de decisiones-es la rehabilitación.. En este campo, los sistemas de IA pueden seguir el curso de la terapia y sugerir planes de rehabilitación optimizados individualmente a partir de los datos de evolución. Esta adaptación dinámica permite una recuperación más eficaz y una mayor calidad de vida para los pacientes.

Diagnóstico mejorado y mayor eficacia

La integración de la IA en medicina ha mejorado fundamentalmente fundamentalmente mejorado los diagnósticos y aumentado significativamente la eficiencia de los procesos clínicos. Los algoritmos de IA, especialmente los basados en el aprendizaje automático y el aprendizaje profundo, son capaces de analizar grandes cantidades de datos médicos, como imágenes, información genética e historiales de pacientes, con una velocidad y precisión que superan con creces las capacidades humanas. Estas capacidades hacen de la IA una herramienta indispensable en la medicina moderna.

En diagnóstico La IA permite permite detectar enfermedades con mayor precisión, a menudo en fases muy tempranas. En radiología, por ejemplo, los sistemas asistidos por IA pueden analizar tomografías computarizadas, resonancias magnéticas e imágenes de rayos X e identificar anomalías como tumores, fracturas o cambios inflamatorios, a menudo con una precisión que iguala o incluso supera la de los expertos humanos. Especialmente en el caso de hallazgos difíciles de detectar, como tumores incipientes o anomalías pulmonares sutiles, la IA ha demostrado ofrecer una mayor sensibilidad y especificidad gracias a su capacidad para detectar patrones sutiles. Esto permite un diagnóstico precoz y un tratamiento oportuno, lo que puede mejorar significativamente el pronóstico de los pacientes.

La IA también desempeña un papel transformador en la patología también está desempeñando un papel transformador. Mediante el análisis de muestras de tejido digitalizadas, la IA puede identificar cambios celulares que indican enfermedades como el cáncer. enfermedades como el cáncer. Los algoritmos no sólo pueden reconocer el tejido tumoral, sino también analizar la firma molecular de un tumor, que es crucial para la selección de terapias dirigidas. Estas tecnologías ahorran tiempo y reducen el riesgo de errores de diagnóstico al proporcionar resultados estandarizados y reproducibles.

Además de mejorar el diagnóstico la IA contribuye contribuye significativamente a aumentar la eficiencia de los procesos clínicos. Tareas rutinarias como el análisis de datos de imagen, el cribado de pacientes de historias clínicas o la codificación de información médica pueden automatizarse, reduciendo la carga de trabajo de médicos y personal sanitario. De este modo, se dispone de más tiempo para la atención directa al paciente y se reduce la carga de las tareas administrativas. Un ejemplo es la automatización de los programas de cribado, por ejemplo en mamografíadonde los sistemas de IA priorizan los hallazgos sospechosos y reducen así la carga de trabajo de los radiólogos.

LA IA también puede actuar como herramienta de control de calidad revisando los diagnósticos humanos y señalando posibles errores o hallazgos no detectados. Esta función es especialmente valiosa en clínicas muy concurridas o en regiones con acceso limitado a médicos especializados. Al mismo tiempo, la IA puede aumentar la coherencia y precisión de los procesos de diagnóstico, lo que a su vez mejora la fiabilidad de la atención médica.

Otro ámbito en el que la IA aumenta la eficiencia es la optimización de los procesos clínicos. Los modelos predictivos pueden analizar el flujo de pacientes en los hospitales y predecir qué recursos se necesitarán en los próximos días o semanas. Esta información ayuda a optimizar el uso de camas, personal y equipos médicos y a evitar cuellos de botella. Los sistemas de IA también pueden ayudar a hacer más eficientes los pedidos de medicación o la programación de citas.

Sesgo e interpretabilidad de la IA-modelos

Los retos que plantean el sesgo y la interpretabilidad de los modelos de IA son obstáculos clave para la integración de las tecnologías de IA en la medicina.-los modelos son obstáculos clave para la integración de las tecnologías de IA en la medicina. Estos dos aspectos están estrechamente relacionados y afectan tanto al desarrollo técnico como a las implicaciones éticas y clínicas del uso de la IA en la asistencia sanitaria.

El sesgo en la IA-se produce cuando los algoritmos ofrecen resultados incorrectos o injustos debido a datos de entrenamiento insuficientes o distorsionados. En medicina, esto puede tener graves consecuencias, ya que las decisiones sobre diagnósticos, recomendaciones de tratamiento o asignación de recursos afectan directamente a la salud y el bienestar de los pacientes. Por ejemplo, un sistema de IA que ha sido entrenado con datos que proceden predominantemente de un grupo de población específico puede ofrecer resultados inexactos o desfavorables para pacientes de otras etnias o géneros. Un ejemplo bien conocido es la infrarrepresentación de las mujeres o las minorías étnicas en los ensayos clínicos, que puede dar lugar a una menor precisión de los modelos en estos grupos. Esto refuerza las desigualdades existentes en la atención sanitaria y pone en peligro la equidad y la fiabilidad de la asistencia.

Otro factor de sesgo es la calidad de los datos de entrenamiento. Los datos médicos pueden ser incorrectos, incompletos o estar influidos por sesgos sistemáticos, que luego se trasladan a los resultados de la IA. resultados. Por ejemplo, los sesgos contenidos en los historiales médicos electrónicos, como diagnósticos o decisiones de tratamiento incoherentes en el pasado, pueden influir negativamente en el rendimiento de un sistema de IA. Estos sesgos pueden perpetuarse involuntariamente o incluso amplificarse si no se reconocen y abordan desde el principio.

La interpretabilidad de los modelos de IA-es otro reto importante, especialmente en medicina, donde se toman decisiones de vida o muerte. Muchos algoritmos modernos de IA, especialmente los modelos de aprendizaje profundo, suelen diseñarse como "cajas negras" en las que los procesos internos de toma de decisiones son difíciles de entender. Esta falta de transparencia puede afectar a la confianza de los profesionales sanitarios en los sistemas de IA y dificultar su aceptación. Los médicos y los pacientes deben ser capaces de entender cómo y por qué un sistema de IA llega a un diagnóstico o recomendación particular para tomar decisiones informadas. Sin esta trazabilidad, la responsabilidad de las decisiones médicas sigue sin estar clara, lo que plantea cuestiones éticas y jurídicas.

La falta de interpretabilidad también tiene consecuencias prácticas. Si un modelo de IA-realiza un diagnóstico erróneo o recomienda un tratamiento incorrecto, por ejemplo, es difícil identificar el origen del error y rectificarlo. Esto no sólo dificulta la mejora de los modelos, sino que también puede hacerlos menos eficaces y fiables.

Superar estos retos requiere un enfoque multidisciplinar. Para reducir los sesgos, deben utilizarse datos representativos y de alta calidad que reflejen la diversidad de los grupos de pacientes. Para ello es necesario invertir en la recopilación de datos y la promoción de ensayos clínicos inclusivos. Además, pueden utilizarse enfoques técnicos como algoritmos de corrección de sesgos o formación adversarial para reconocer y reducir los sesgos en los datos.

Enfoques como la IA explicable (XAI), cuyo objetivo es hacer comprensibles y transparentes los procesos de toma de decisiones de los modelos, son prometedores para mejorar la interpretabilidad. Las visualizaciones, los análisis de características y los algoritmos basados en reglas pueden ayudar a explicar mejor la lógica que subyace a las recomendaciones de un sistema de IA.-sistema de inteligencia artificial. Al mismo tiempo, deben crearse marcos reguladores que fomenten la transparencia y la responsabilidad.

Responsabilidad

La responsabilidad de las decisiones basadas en la IA-en el contexto médico plantea una serie de cuestiones éticas, jurídicas y prácticas que requieren especial atención en un ámbito tan delicado como la sanidad. Dado que la IA se utiliza cada vez más en procesos diagnósticos y terapéuticos, es necesario definir responsabilidades claras para garantizar la confianza en estas tecnologías y que se utilicen en beneficio de los pacientes. Los aspectos éticos y la protección de datos desempeñan un papel fundamental.

La integración de la IA en la práctica médica está provocando un cambio de responsabilidades, sobre todo en relación con la toma de decisiones. Mientras que los médicos son tradicionalmente responsables de los diagnósticos y las decisiones de tratamiento, los sistemas de IA pueden influir significativamente en estos procesos gracias a su capacidad para analizar datos complejos y hacer recomendaciones. No obstante, sigue planteándose la cuestión de quién es el responsable último si un sistema de IA realiza un diagnóstico incorrecto o recomienda una terapia inadecuada. ¿Es el desarrollador de la IA, el operador de la tecnología, el personal médico o la institución que utiliza la IA?

La práctica ética actual es que los médicos conserven la autoridad final para tomar decisiones y revisen críticamente las recomendaciones de la IA. revisar críticamente las recomendaciones de la IA. Sin embargo, esto presupone que entienden cómo funciona la IA y pueden interpretar sus resultados, lo que no siempre es el caso con modelos altamente complejos como el aprendizaje profundo. Esto da lugar a una responsabilidad éticadiseñar los sistemas de IA de manera que sean explicables (Explainable AI, XAI) y comprensibles para el personal médico. De lo contrario, existe el riesgo de una "trampa de automatización" en la que los médicos confían ciegamente en la IA sin examinar críticamente sus recomendaciones.

Desde una perspectiva ética, el uso de la IA debe debe centrarse siempre en el paciente. Esto significa que el beneficio para los pacientes debe ser la máxima prioridad, sin poner en peligro su dignidad, derechos o seguridad. Un aspecto clave es la equidad. Los sistemas de IA no deben contener sesgos sistemáticos que penalicen a determinados grupos de población. Esto requiere datos de entrenamiento representativos y mecanismos para reconocer y corregir los sesgos.

Otra cuestión ética es la transparencia. Los pacientes y el personal médico tienen derecho a saber cómo toman sus decisiones los sistemas de IA.-sistemas llegan a sus decisiones. La falta de interpretabilidad de muchos modelos de IA plantea aquí un reto, ya que los pacientes pueden no ser capaces de entender por qué se ha hecho un determinado diagnóstico o se ha sugerido una terapia. Esto podría provocar una pérdida de confianza en la tecnología.

El consentimiento informado también desempeña un papel importante. Los pacientes deben ser informados de que la IA se utilizará en su proceso diagnóstico o terapéutico y deben tener la oportunidad de decidir a favor o en contra de su uso. Esto requiere una comunicación clara y una presentación comprensible de la función y las posibles limitaciones de la IA.

La protección de datos es otro aspecto delicado en el contexto médico, ya que los sistemas de IA se-sistemas se entrenan con grandes cantidades de datos personales y, a menudo, muy sensibles. El tratamiento de estos datos debe cumplir estrictas leyes de protección de datos, como el Reglamento General de Protección de Datos (RGPD) de la UE.

Los pacientes deben ser informados sobre cómo se recopilan, almacenan y utilizan sus datos, y debe obtenerse su consentimiento.

3. inmunoterapia

Inmunoterapia se ha establecido en la medicina moderna como un enfoque revolucionario que utiliza el propio sistema inmunitario del organismo para combatir enfermedades, especialmente el cáncer.para combatir enfermedades, especialmente el cáncer. Mediante estrategias dirigidas como los inhibidores de puntos de controlterapias celulares CAR-T y anticuerpos monoclonales se activa o modula el sistema inmunitario para que reconozca y destruya las células tumorales con mayor eficacia. Estos avances han ampliado considerablemente las opciones terapéuticas y abren nuevas perspectivas para el tratamiento del cáncer, las enfermedades autoinmunes y las infecciones crónicas. e infecciones crónicas.

Fundamentos científicos

Las inmunoterapias modernas se basan en la modulación selectiva del sistema inmunitario para tratar enfermedades como el cáncerenfermedades autoinmunes e infecciones crónicas. La base científica radica en un profundo conocimiento del funcionamiento del sistema inmunitario, en particular de los mecanismos por los que distingue entre las células del propio organismo y los agentes patógenos o las células anormales, como los tumores. El principio básico es la capacidad del sistema inmunitario para reconocer antígenos específicos y reaccionar ante ellos. y las células B desempeñan un papel central.

Un concepto clave de la inmunoterapia es la superación de los mecanismos de los puntos de control inmunitarios. Estos puntos de control, como CTLA-4 y PD-1/PD-L1, regulan la actividad de las células T y evitan reacciones inmunitarias excesivas. y evitan reacciones inmunitarias excesivas. Las células tumorales suelen utilizar estos mecanismos para eludir el reconocimiento inmunitario. Inhibidores de los puntos de controlcomo los anticuerpos monoclonales contra PD-1 o CTLA-4, bloquean estas vías de señalización y reactivan la respuesta inmunitaria contra el tumor.

Otra base de la inmunoterapia es el desarrollo de terapias con células T CARen las que las células T de un paciente se modifican genéticamente para que reconozcan antígenos tumorales específicos y los ataquen de forma selectiva. Estas terapias celulares personalizadas han demostrado un éxito notable, sobre todo en los cánceres hematológicos.

El uso de anticuerpos monoclonales dirigidos específicamente contra antígenos tumorales o que estimulan el sistema inmunitario es otro de los pilares de la inmunoterapia.. Estos anticuerpos se unen selectivamente a las células cancerosas y las marcan para que el sistema inmunitario las destruya.

Los avances científicos en inmunoterapia se basan en una combinación de descubrimientos de la inmunologíala biología molecular y la genética. Estas disciplinas han contribuido a una mejor comprensión de las interacciones entre las células inmunitarias, los tumores y el microentorno y al desarrollo de enfoques terapéuticos basados en estos conocimientos, que están cambiando fundamentalmente la medicina.

Cómo funciona la inmunoterapia

Inmunoterapia utiliza el propio sistema inmunitario del organismo para tratar enfermedades como el cáncerinfecciones o enfermedades autoinmunes activando, reforzando o modulando específicamente sus mecanismos naturales de defensa. Su modo de funcionamiento se basa en la capacidad del sistema inmunitario para diferenciar entre las células del propio organismo y las células extrañas o anormales y combatirlas de forma selectiva.

Un mecanismo central es la activación o modulación de las células Tun componente crucial de la inmunidad adaptativa. Las células T utilizan receptores específicos para reconocer los antígenos que se presentan en la superficie de las células diana. Sin embargo, las células tumorales o infectadas pueden desarrollar mecanismos para eludir el reconocimiento inmunitario expresando moléculas inmunorreguladoras como PD-L1, que inhiben la actividad de las células T. Los inhibidores de los puntos de controluna forma de inmunoterapiabloquean esas señales inhibidoras (por ejemplo, mediante anticuerpos contra PD-1 o contra PD-1 o CTLA-4) y reactivan la respuesta de las células T contra el tumor.

Otro enfoque, la terapia con células T CAR, implica la modificación genética de las células Tpara que reconozcan y destruyan antígenos tumorales específicos. Esta terapia personalizada se utiliza sobre todo en cánceres hematológicos como la leucemia.

Los anticuerpos monoclonales son otra estrategia importante en inmunoterapia. Se unen específicamente a antígenos de la superficie de las células tumorales, las marcan para su destrucción por las células inmunitarias o bloquean las vías de señalización que favorecen el crecimiento tumoral. Algunos anticuerpos también pueden tener efectos inmunoestimulantes al activar las células inmunitarias.

Además, otras inmunoterapias utilizan sustancias como las citoquinas (por ejemplo, interleucina-2 o interferones), que promueven el crecimiento y la actividad de las células inmunitarias. Las vacunas que preparan al sistema inmunitario para los antígenos tumorales o víricos también forman parte de la inmunoterapia..

En general, la inmunoterapia funciona funciona potenciando, redirigiendo o reactivando específicamente la respuesta inmunitaria natural para combatir células patológicas que antes habían eludido la vigilancia inmunitaria. La combinación de estos enfoques abre nuevas posibilidades para el tratamiento de enfermedades graves y ha ampliado considerablemente el espectro terapéutico de la medicina moderna.

Aplicaciones en oncología

Los inhibidores de puntos de controlcomo los inhibidores PD-1/PD-L1, son una forma innovadora de inmunoterapiaque reactivan el sistema inmunitario para luchar más eficazmente contra las células tumorales. Se dirigen a los llamados puntos de control inmunitarios, que actúan como frenos naturales del sistema inmunitario para evitar reacciones inmunitarias excesivas y enfermedades autoinmunitarias. prevenir las enfermedades autoinmunes. Sin embargo, las células tumorales utilizan estos mecanismos para eludir la vigilancia inmunitaria e inhibir la actividad de las células T que normalmente atacarían a las células tumorales.

La vía PD-1/PD-L1 desempeña un papel central en este proceso. **PD-1 (Programmed Death-1)** es un receptor de la superficie de los linfocitos T que se activa cuando se une a su ligando **PD-L1 (ligando de muerte programada 1)** o PD-L2, que puede expresarse en células tumorales o en otras células inmunitarias. La activación de esta vía de señalización conduce a la inhibición de la actividad de las células T y, por tanto, a una atenuación de la respuesta inmunitaria. Las células tumorales que expresan PD-L1 en altas concentraciones utilizan este mecanismo para "desconectar" las células T y evitar su destrucción por el sistema inmunitario.

Los inhibidores de puntos de control son anticuerpos monoclonales que bloquean PD-1 o PD-L1 e interrumpen así la vía de señalización inhibidora. Este bloqueo mantiene activa la célula T y le permite atacar a las células tumorales. Este efecto reactiva la respuesta inmunitaria y permite al sistema inmunitario eliminar las células tumorales que previamente han eludido el reconocimiento inmunitario.

La eficacia clínica de los inhibidores de PD-1/PD-L1 ha llevado a su uso en el tratamiento de varios tipos de cáncer, como el melanoma, el cáncer de pulmón no microcítico (CPNM), el cáncer de vejiga y el carcinoma de células renales. Algunos ejemplos de inhibidores de PD-1 aprobados **son nivolumab** y **pembrolizumab**, mientras que **atezolizumab** y **durvalumab** son inhibidores de PD-L1 bien conocidos.

Inhibidores de puntos de controlLos inhibidores de los puntos de control, en particular los inhibidores de PD-1 y PD-L1, son inmunoterapias revolucionarias cuyo objetivo es reactivar el sistema inmunitario del propio organismo para que luche contra las células tumorales. Bloquean los llamados puntos de control inmunitarios que las células tumorales utilizan para eludir la vigilancia inmunitaria. Estos puntos de control normalmente regulan la actividad de las células T y evitan reacciones inmunitarias excesivas, pero las células tumorales los aprovechan para suprimir la respuesta inmunitaria.

PD-1 (Programmed Death-1) es un receptor que se expresa en las células T activadas. células. Cuando se une a su ligando PD-L1 (ligando de muerte programada 1), lo que puede ocurrir en las células tumorales o en las células inmunorreguladoras del microentorno tumoral, se inhibe la actividad de las células T. Esta interacción protege a las células tumorales de la destrucción por el sistema inmunitario.

Los inhibidores de los puntos de control como los inhibidores de PD-1 (**pembrolizumab, nivolumab**) o los inhibidores de PD-L1 (**atezolizumab, durvalumab**) interrumpen esta vía de señalización bloqueando el receptor PD-1 de las células T o el ligando PD-L1 de las células tumorales. o el ligando PD-L1 de las células tumorales. El bloqueo mantiene la actividad de las células T y reactiva la respuesta inmunitaria contra las células tumorales. Las células T pueden ahora reconocer y destruir las células tumorales.

Este modo de acción ha revolucionado el tratamiento del cáncer especialmente en tumores como el melanoma, el cáncer de pulmón no microcítico (CPNM), el carcinoma de células renales y el cáncer de vejiga. La eficacia depende a menudo de la expresión de PD-L1 en las células tumorales, que puede utilizarse como biomarcador para tomar decisiones terapéuticas.

La terapia con células T CAR (Chimeric Antigen Receptor T-Cell Therapy) es una forma muy innovadora de inmunoterapia que utiliza células T modificadas genéticamente.que utiliza células T modificadas genéticamente modificadas genéticamente para atacar específicamente las células cancerosas. En los últimos años, este enfoque ha cosechado notables éxitos clínicos, sobre todo en cánceres hematológicos como la leucemia linfoblástica aguda (LLA) y ciertas formas de linfoma de células B.

La terapia se basa en modificar genéticamente las células T del paciente del paciente de forma que estén dotadas de un receptor de antígeno quimérico (CAR). Este receptor combina la capacidad de unión al antígeno de un anticuerpo con la capacidad de activación de las células T. El CAR está diseñado para reconocer antígenos específicos en la superficie de las células tumorales, por ejemplo CD19, un marcador que se expresa con frecuencia en las neoplasias de células B. Las células T modificadas se infunden en el paciente, donde atacan y destruyen específicamente las células tumorales.

El éxito clínico de la terapia con células CAR-T es impresionante. En el tratamiento de la LLA en niños y adultos jóvenes que no responden a las terapias convencionales, las células CAR-T han mostrado tasas de remisión de hasta el 80 %. han mostrado tasas de remisión de hasta el 80 %. Se han obtenido resultados igualmente notables en pacientes con linfomas de células B recidivantes o refractarios. Productos como **tisagenlecleucel** (Kymriah) y **axicabtageneciloleucel** (Yescarta) ya están aprobados y han demostrado ser muy eficaces, incluso en pacientes con opciones de tratamiento limitadas.

A pesar de estos éxitos, existen retos. La producción de células CAR-T es compleja, larga y costosa, ya que debe personalizarse para cada paciente. Además, los efectos secundarios como el síndrome de liberación de citoquinas (CRS) y las toxicidades neurológicas son frecuentes, aunque normalmente tratables. Estas complicaciones requieren un estrecho seguimiento e intervenciones específicas.

La terapia celular CAR-T ha revolucionado el tratamiento de los cánceres hematológicos y está inspirando nuevas investigaciones para ampliar su aplicación a los tumores sólidos. A pesar de las dificultades existentes, tiene el potencial de conducir la inmunoterapia a una nueva era en la que los enfoques personalizados y selectivos pueden mejorar significativamente los resultados del tratamiento.

Uso para enfermedades autoinmunes

El uso de la inmunoterapia para las enfermedades autoinmunes ha adquirido una importancia considerable en los últimos años, ya que estos enfoques pueden intervenir específicamente en los mecanismos desregulados del sistema inmunitario. Las enfermedades autoinmunes como la artritis reumatoide, el lupus eritematoso sistémico (LES), la esclerosis múltiple (EM) o la enfermedad de Crohn están causadas por una respuesta inmunitaria hiperactiva o mal dirigida en la que el sistema inmunitario ataca a los propios tejidos del organismo. El objetivo de las inmunoterapias es modular estos procesos desregulados y restablecer el equilibrio del sistema inmunitario.

Un enfoque clave es el uso de anticuerpos monoclonales que bloquean específicamente las vías de señalización o las moléculas responsables de la respuesta inmunitaria excesiva. Algunos ejemplos son **los inhibidores del TNF-alfa**, como el infliximab o el adalimumab, que inhiben la actividad del factor de necrosis tumoral alfa (TNF-α), un mediador clave de la inflamación en enfermedades inflamatorias como la artritis reumatoide y la enfermedad de Crohn. **Los inhibidores de la IL-6** (por ejemplo, el tocilizumab) también bloquean las vías de señalización inflamatoria que son hiperactivas en las enfermedades autoinmunes. son hiperactivas en las enfermedades autoinmunes.

Los inhibidores de puntos de controlque se desarrollaron originalmente para la inmunoterapia del cáncer, también se están investigando para modular la actividad de determinadas células inmunitarias en las enfermedades autoinmunes. enfermedades. Pueden ayudar a restaurar la autotolerancia del sistema inmunitario reforzando las células T reguladoras o amortiguando las reacciones inmunitarias excesivas. o amortiguando las reacciones inmunitarias excesivas.

Otro enfoque innovador es **la depleción de células** B, en la que las células B que producen anticuerpos contra los tejidos del propio organismo. El rituximab, un anticuerpo contra el CD20, se utiliza con éxito en el LES y la artritis reumatoide.

Las estrategias futuras incluyen terapias celulares en las que las células T reguladoras (Tregs) se modifican y (Tregs) se modifican y multiplican ex vivo para suprimir específicamente la autoinmunidad en el organismo. Estos enfoques personalizados podrían permitir remisiones a largo plazo y reducir los efectos secundarios de las terapias convencionales.

Inmunoterapia de las enfermedades autoinmunes ha revolucionado el panorama terapéutico al ofrecer alternativas más específicas, más eficaces y a menudo mejor toleradas que los inmunosupresores convencionales. Mediante la combinación de terapias dirigidas y enfoques personalizados, se espera que estas terapias se generalicen aún más en el futuro y mejoren significativamente la calidad de vida de los pacientes.

Tratamiento de infecciones crónicas

El tratamiento de las infecciones crónicas plantea un reto especial, ya que agentes patógenos como virus, bacterias o parásitos suelen eludir los mecanismos de defensa del sistema inmunitario y la terapia farmacológica. Infecciones crónicas como el VIHhepatitis B (VHB), la hepatitis C (VHC), la tuberculosis y los virus del herpes pueden persistir formando reservorios latentes que impiden su completa erradicación. Los avances en inmunoterapia y la investigación farmacológica ofrecen enfoques innovadores para combatir estas infecciones con mayor eficacia.

Una de las estrategias clave consiste en reforzar la respuesta inmunitaria para que el organismo pueda controlar mejor o eliminar el patógeno. Enfoques inmunoterapéuticos como **los inhibidores de puntos de control** para reactivar la respuesta de las células T contra infecciones víricas crónicas como el VIH y el VHB. y el VHB. Estos mecanismos son interesantes porque las infecciones crónicas suelen causar agotamiento inmunitario (agotamiento de las células T), lo que merma la capacidad del sistema inmunitario para luchar contra el patógeno.

Otro enfoque innovador es **la vacunación terapéutica**, en la que vacunas específicas refuerzan la respuesta inmunitaria contra patógenos persistentes. A diferencia de las vacunas profilácticas, las vacunas terapéuticas pretenden ayudar a las personas que ya están infectadas estimulando el sistema inmunitario para controlar o reducir los reservorios virales. Esta estrategia se está investigando intensamente para el VIH y el VHB en particular.

Los fármacos antivirales, como los antivirales de acción directa (AAD), han demostrado su eficacia en el tratamiento de infecciones crónicas como la hepatitis C han hecho enormes progresos. Los AAD se dirigen a proteínas víricas específicas que son esenciales para la replicación del virus y han logrado tasas de curación superiores al 95%. Las terapias combinadas contra el VIHque consisten en fármacos antirretrovirales que bloquean varias etapas del ciclo vital del virus. Estos tratamientos son muy eficaces pero requieren un uso de por vida, ya que sólo suprimen la carga viral pero no eliminan los reservorios.

Para las infecciones bacterianas crónicas como la tuberculosis se está investigando intensamente sobre inmunomoduladores que puedan activar el sistema inmunitario y, al mismo tiempo, vencer la resistencia a los antibióticos. resistencia a los antibióticos. También se están desarrollando nuevas vacunas que no sólo previenen la infección, sino que también podrían tener un efecto terapéutico.

Los enfoques futuros incluyen la combinación de inmunoterapias con terapias génicaspara eliminar infecciones latentes como el VIH eliminación dirigida. Tecnologías como CRISPR-Cas9 se están investigando para eliminar genomas virales genomas directamente de las células infectadas, lo que potencialmente podría permitir una cura.

El tratamiento de las infecciones crónicas se beneficia de una combinación cada vez mayor de inmunologíabiología molecular y métodos terapéuticos modernos. Aunque la curación completa de muchas infecciones crónicas sigue siendo un reto, los avances en inmunoterapia y desarrollo de fármacos dirigidos prometen mejoras significativas para los pacientes. y el desarrollo de fármacos dirigidos prometen mejoras significativas para los pacientes.

4. comparación y síntesis de los avances

Similitudes

Los diversos enfoques de las inmunoterapias y terapias génicas modernas - como las terapias con células CAR-Tinhibidores de puntos de control y las vacunas terapéuticas, contribuyen al desarrollo de la medicina personalizada. Se basan en un profundo conocimiento de las características biológicas individuales, ya sea la composición genética del paciente, las propiedades específicas de los tumores o los mecanismos moleculares de una enfermedad. Estas terapias permiten estrategias de tratamiento personalizadas que se adaptan específicamente a las necesidades individuales de un paciente. Mediante la integración de la genómicaproteómica e inmunología abordan las causas específicas de las enfermedades y mejoran la precisión y eficacia del tratamiento.

Diferencias

En términos de **aplicación clínica y accesibilidad** estos enfoques difieren considerablemente. Los inhibidores de puntos de control como los inhibidores PD-1/PD-L1, son fármacos estandarizados que pueden administrarse con relativa facilidad y están disponibles en muchos entornos clínicos. Las terapias con células CAR-T en cambio, requieren centros de tratamiento especializados y una adaptación individualizada para cada paciente. Las vacunas terapéuticas se sitúan entre estos extremos y a menudo se adaptan a poblaciones diana específicas.

Los costes y los requisitos de infraestructura también varían enormemente. Los inhibidores de puntos de control son comparativamente más baratos y más fácilmente escalables gracias a su producción estandarizada. Las terapias con células CAR-T en cambio, son muy caras, ya que se producen en función del paciente y requieren procesos complejos como la recogida, modificación y reinfusión de células. Las vacunas terapéuticas también pueden acarrear costes considerables según el método de producción y el grupo destinatario, pero suelen ser más fáciles de aplicar.

Evaluación de la pertinencia

La relevancia de estos enfoques es indiscutible, ya que abren nuevas posibilidades para el tratamiento de enfermedades difíciles de tratar. Las terapias con células CAR-T son especialmente innovadoras en los cánceres hematológicos, mientras que los inhibidores de puntos de control han logrado resultados impresionantes en tumores sólidos y enfermedades metastásicas. Las vacunas terapéuticas podrían utilizarse tanto de forma preventiva como curativa en amplias poblaciones de pacientes. Sin embargo, la elección de la mejor opción depende de la enfermedad específica, la disponibilidad y las necesidades individuales del paciente.

Producción, logística y escalabilidad

La producción de terapias modernas como las células CAR-T es un proceso exigente y complejo que plantea numerosos retos. Estas terapias específicas para cada paciente exigen un alto grado de precisión y personalización, ya que las células de cada paciente deben modificarse genéticamente ex vivo y luego reinfundirse. La producción "justo a tiempo" asociada, en la que cada tratamiento se personaliza, plantea retos logísticos considerables.

El proceso de fabricación comienza con la recogida de células T del paciente mediante leucaféresis. Estas células se modifican genéticamente en laboratorios especializados en condiciones estériles para que expresen un receptor antígeno quimérico (CAR) que reconoce específicamente las células tumorales. A continuación, las células se expanden, se comprueba su calidad y se preparan para devolverlas al paciente. Cada uno de estos pasos es técnicamente exigente y debe llevarse a cabo en condiciones estrictamente controladas para garantizar la seguridad y eficacia de la terapia.

La naturaleza específica para cada paciente de la terapia celular CAR-T plantea considerables dificultades logísticas. Dado que las células sólo pueden ser utilizadas por el paciente en cuestión, la recogida, modificación y reinfusión deben coordinarse estrechamente para evitar retrasos o contaminaciones. El tiempo es un factor crítico en todo el proceso, ya que las células deben transportarse y procesarse en un estrecho margen de tiempo. Esto es especialmente difícil en el caso de la distribución mundial, ya que a menudo las células deben transportarse a grandes distancias, por ejemplo desde un centro de recogida en un país hasta un laboratorio especializado en otro.

La producción de células CAR-T actualmente sólo es escalable de forma limitada, ya que está muy personalizada y requiere mucha mano de obra. La disponibilidad de instalaciones de producción especializadas y de especialistas cualificados dista mucho de ser suficiente para satisfacer la creciente demanda. Esto no sólo prolonga el tiempo de espera de los pacientes, sino que también aumenta considerablemente los costes. El desarrollo de procesos de producción automatizados y estandarizados podría poner remedio a esta situación, pero aún está en fase de desarrollo.

Las células CAR-T son extremadamente sensibles a influencias externas como la temperatura y el tiempo. Deben transportarse en entornos criogénicos o controlados para mantener su viabilidad y funcionalidad. El más mínimo error en el almacenamiento o la logística puede hacer ineficaz la terapia. La infraestructura para este transporte especializado es cara y limitada en muchas regiones.

Instituciones de investigación y empresas están trabajando en diversos enfoques para superar estos retos. Los procesos de fabricación automatizados podrían simplificar y acelerar la producción, mientras que los avances en la tecnología de almacenamiento y transporte de células podrían contribuir a mejorar su robustez. Los modelos de producción descentralizada, en los que los centros de procesamiento celular se sitúan más cerca de los pacientes, podrían simplificar la logística y acortar los tiempos de transporte.

Aspectos éticos

Los retos éticos son múltiples e incluyen la accesibilidadla equidad y las posibles consecuencias a largo plazo de las terapias. Los elevados costes pueden limitar la disponibilidad y aumentar las desigualdades sanitarias, ya que es posible que sólo los países o grupos de población más ricos tengan acceso a estas terapias innovadoras. La modificación genética de las células, sobre todo en la línea germinal, plantea interrogantes sobre posibles consecuencias indeseables para las generaciones futuras. También existe el riesgo de que, al centrarse en terapias costosas y altamente especializadas, se disponga de menos recursos para enfoques de aplicación más generalizada. La protección de datos también es una cuestión clave, ya que muchas de estas terapias requieren una gran cantidad de datos genéticos y médicos que deben protegerse de usos indebidos.

6. implicaciones sociales

Impacto social de las nuevas terapias

La introducción de terapias modernas como las células CAR-T inhibidores de puntos de control y las terapias génicas tiene implicaciones sociales de gran alcance. Ofrecen posibilidades revolucionarias para el tratamiento de enfermedades graves, pero plantean cuestiones fundamentales en materia de accesibilidadequidad, protección de datos y la responsabilidad de los agentes implicados.

Accesibilidad y justicia

La distribución desigual de las terapias modernas es uno de los problemas más acuciantes. Estos enfoques innovadores suelen asociarse a costes extremadamente elevados, lo que limita su acceso a las regiones y clases sociales más ricas. Los países con recursos limitados no suelen disponer de la infraestructura, el personal cualificado o la financiación necesarios para ofrecer estos tratamientos. Incluso en los países ricos, el acceso suele estar limitado a los pacientes cubiertos por seguros privados o programas especiales.

Esta desigualdad aumenta la discrepancia en la atención sanitaria mundial y lleva a plantearse cuestiones éticas: ¿quién decide quién accede a estas terapias que salvan vidas y cómo distribuirlas de forma justa? Modelos como la fijación de precios subvencionados, las asociaciones internacionales o los programas sin ánimo de lucro podrían contribuir a fomentar la equidad, pero aún no están suficientemente asentados.

La introducción de nuevas tecnologías también requiere una inversión considerable en infraestructuras, investigación y desarrollo. Las regiones con tecnología médica avanzada se benefician directamente, mientras que los países en desarrollo suelen quedar excluidos. Las diferencias sociales y económicas dentro de un mismo país también pueden influir considerablemente en el acceso. Los pacientes de las zonas rurales suelen tener menos acceso a centros de tratamiento especializados, necesarios para la aplicación de terapias modernas.

La distribución mundial de estas tecnologías requiere, por tanto, la cooperación internacional. Estrategias como la transferencia de tecnología, la formación de especialistas y la inversión en capacidades locales de producción podrían ayudar a cerrar la brecha entre las distintas regiones. Al mismo tiempo, hay que desarrollar modelos de fijación de precios para que las terapias sean asequibles para los países de renta baja.

Protección de datos y privacidad

Las terapias modernas se basan a menudo en el análisis de datos genéticos y médicos sensibles. Esto plantea considerables problemas de protección de datos. El almacenamiento, tratamiento y uso de estos datos entraña riesgos como el acceso no autorizado, la filtración de datos o el uso indebido, por ejemplo por parte de compañías de seguros o empresarios. El riesgo de que la información sensible se utilice indebidamente es especialmente alto en países con una legislación de protección de datos débil.

Responsabilidad y regulación

La responsabilidad del desarrollo, la distribución y el uso seguro de las terapias modernas recae en diversas partes interesadas, como instituciones de investigación, empresas, gobiernos y organizaciones internacionales. Las organizaciones de investigación y la industria tienen la responsabilidad de hacer que las tecnologías sean seguras, eficaces y asequibles. Al mismo tiempo, deben actuar con transparencia y comprometerse a respetar unas normas éticas.

Los gobiernos desempeñan un papel clave en la regulación de estas terapias para garantizar su seguridad y eficacia. También deben garantizar que las terapias se distribuyan equitativamente y sean accesibles. Las subvenciones, las exenciones fiscales y los programas financiados por el gobierno podrían contribuir a una mayor disponibilidad de las terapias.

Organizaciones internacionales como la OMS son cruciales para establecer normas mundiales de seguridad, ética y justicia. y justicia. También pueden actuar como intermediarios entre los países ricos y los de renta baja para mejorar el acceso a terapias que salvan vidas. También deben desarrollar mecanismos que faciliten la transferencia de tecnología y apoyen a los países con recursos limitados.

7. perspectivas

El futuro de la medicina está cada vez más determinado por las sinergias entre la genómicala inteligencia artificial (IA) y la inmunoterapia se caracterizará por las sinergias. Estas disciplinas se complementan entre sí y tienen el potencial de mejorar los diagnósticosla prevención y la terapia a un nivel completamente nuevo. Mientras que la genómica permite comprender en profundidad las bases genéticas de la salud y la enfermedad, la IA utiliza estos datos para reconocer patrones, hacer predicciones y optimizar las estrategias de tratamiento. Las inmunoterapias complementan este espectro creando enfoques terapéuticos específicos que activan o modifican los mecanismos de defensa naturales del organismo.

Sinergias entre la genómicaIA e inmunoterapia

La integración de estas tecnologías ofrece inmensas oportunidades. Los análisis genómicos identifican variaciones o mutaciones genéticas específicas que pueden servir de diana para las inmunoterapias, mientras que los algoritmos de IA aceleran el análisis de estos datos y reconocen patrones cruciales para la planificación de terapias.-aceleran el análisis de estos datos y reconocen patrones cruciales para la planificación del tratamiento. La IA también puede contribuir al desarrollo de nuevas inmunoterapias analizando grandes cantidades de datos procedentes de ensayos clínicos, investigaciones moleculares y datos reales de pacientes. La combinación de IA y genómica estructuras diana potenciales para terapias con células CAR-T o inhibidores de puntos de control o inhibidores de puntos de control de forma más rápida y precisa, lo que acorta el tiempo hasta la aplicación clínica.

Lagunas en la investigación

A pesar de los impresionantes avances logrados, aún quedan numerosas preguntas sin respuesta y áreas de investigación. Uno de los principales retos es mejorar la eficacia de las inmunoterapias en los tumores sólidos, que suelen responder menos que los hematológicos. La compleja interacción entre los tumores, la respuesta inmunitaria y el microentorno aún no se comprende del todo. Además, los efectos a largo plazo de las inmunoterapias y las terapias génicasespecialmente en el caso de modificaciones de la línea germinalde la línea germinal.

Otro campo de investigación es la integración y normalización de datos procedentes de distintas fuentes, como la genómicaepigenética y proteómicapara crear modelos más completos de medicina de precisión. También faltan estudios a gran escala que investiguen la eficacia y seguridad de los nuevos enfoques en poblaciones diversas para evitar desigualdades sanitarias. Además, aún no existen métodos establecidos para reducir los costes al tiempo que se garantiza la calidad de las terapias.

Identificación de otros campos de aplicación

Las tecnologías tienen potencial para ir más allá de sus anteriores ámbitos de aplicación. En infectología las vacunas e inmunoterapias personalizadas podrían ayudar a combatir infecciones crónicas o nuevas como el VIH o la tuberculosis resistentepodrían revolucionar la lucha contra las infecciones crónicas o novedosas. En autoinmunidad, existen oportunidades para modificar específicamente las células T reguladoras con el fin de amortiguar las reacciones inmunitarias mal dirigidas. También en medicina preventiva, la genómica y la IA-podrían ayudar a reconocer los riesgos de enfermedad en una fase temprana y adaptar las medidas preventivas a cada paciente.

Implicaciones para la práctica médica

La integración de la genómicaIA y la inmunoterapia cambiará radicalmente la práctica médica. Los médicos tendrán que lidiar cada vez más con tecnologías complejas y ser capaces de interpretar los resultados de análisis y pruebas genómicas asistidos por IA. Esto requiere formación continua y colaboración interdisciplinar entre médicos, bioinformáticos e ingenieros.

Los pacientes podrían asumir un papel cada vez más activo en su asistencia sanitaria accediendo a información personalizada sobre riesgos genéticos y opciones de tratamiento. Esto cambiará la forma en que los pacientes interactúan con los médicos y toman decisiones. Al mismo tiempo, la asistencia sanitaria se basa cada vez más en los datos, y las historias clínicas electrónicas, las bases de datos genómicos y los sistemas basados en la inteligencia artificial serán componentes clave de la toma de decisiones clínicas.serán componentes clave de la toma de decisiones clínicas.

Cambios a largo plazo en el sector sanitario debido a las nuevas tecnologías

Los cambios a largo plazo que estas tecnologías provocarán en el sistema sanitario son significativos. El sistema sanitario pasará de un tratamiento reactivo de las enfermedades a una atención preventiva, centrada en el paciente y basada en datos. Diagnóstico genómico y basado en IA-y la inteligencia artificial permitirán detectar enfermedades antes de que aparezcan los síntomas y personalizar las medidas preventivas. Las terapias serán cada vez más personalizadas, lo que aumentará su eficacia y minimizará los efectos secundarios.

Al mismo tiempo, se están redefiniendo las estructuras de costes del sector sanitario. Aunque la inversión inicial en estas tecnologías es elevada, a largo plazo podrían conseguirse ahorros gracias a diagnósticos más precisos, terapias específicas y la reducción de tratamientos ineficaces. No obstante, persisten retos en términos de accesibilidad y equidad, que deben abordarse con medidas políticas, cooperación internacional e innovación tecnológica.

8. conclusión

Esta presentación de los principales avances médicos de los últimos años demuestra de forma impresionante lo amplios y diversos que han sido los logros de la medicina moderna durante este periodo. Son testimonio no sólo de la enorme fuerza innovadora y creatividad de la investigación, sino también de la capacidad de trasladar eficazmente los descubrimientos teóricos a la práctica clínica para mejorar significativamente la vida de los pacientes en todo el mundo.

Uno de los aspectos clave de la evolución reciente es la creciente individualización de los planteamientos médicos. Los avances en medicina personalizada, sobre todo en oncología, permiten adaptar los tratamientos a las características genéticas y moleculares de cada paciente. Esto no sólo ha aumentado las tasas de supervivencia del cáncer, sino que también ha reducido significativamente los efectos secundarios y la carga que soportan los pacientes. Al mismo tiempo, tecnologías como CRISPR-Cas han revolucionado la terapia génica al permitir intervenciones precisas en el genoma. Por tanto, ofrecen nuevas perspectivas para curar enfermedades genéticas hasta ahora incurables.

La digitalización de la asistencia sanitaria y la integración de la inteligencia artificial representan otro hito. Los algoritmos basados en IA pueden analizar grandes cantidades de datos para identificar patrones complejos a los que el ser humano tiene difícil acceso. Esto ha aumentado considerablemente la precisión de los diagnósticos, sobre todo en radiología y patología, al tiempo que ha proporcionado a los médicos una valiosa ayuda a la hora de tomar decisiones sobre la planificación de tratamientos. La digitalización también ha mejorado la telemedicina y la gestión de los datos de los pacientes, permitiendo una atención más eficiente, especialmente en regiones remotas o desatendidas.

Los avances en las técnicas quirúrgicas, en particular el desarrollo de procedimientos mínimamente invasivos, también merecen un reconocimiento especial. Estas técnicas reducen considerablemente la carga que soportan los pacientes, posibilitan estancias hospitalarias más cortas y minimizan las complicaciones postoperatorias. Junto con las innovaciones en el trasplante de órganos, como la perfusión mecánica para la conservación de órganos de donantes, estos avances han elevado a un nuevo nivel las opciones de tratamiento en cirugía y medicina de trasplantes.

También hay que destacar los éxitos pioneros en el desarrollo de vacunas, sobre todo en relación con la pandemia de COVID-19. El rápido desarrollo y la disponibilidad de las vacunas de ARNm ilustran lo poderosa que puede ser la investigación biomédica moderna cuando la ciencia, la tecnología y la colaboración internacional funcionan a la perfección. Estos éxitos demuestran de manera impresionante lo cruciales que son el fomento y la financiación de la investigación médica para superar las crisis sanitarias mundiales.

10. índice

Adenina 35
Alzheimer 20, 32, 49
Amniocentesis 42
Trastornos de ansiedad 62
Antibióticos 11, 21
Resistencia a los antibióticos 89
Anticuerpos 78, 80, 87
Enfermedades autoinmunes 77, 79, 81, 86, 87
Biotecnología 18, 22, 24
Cáncer de mama 39, 47, 64
Terapias con células CAR-T 77, 78, 91, 92, 102
Inhibidores de puntos de control 77, 78, 80, 81, 82, 83, 87, 88, 91, 92, 97, 102
Quimioterapias 12, 47
infecciones crónicas 88, 89, 90
Clopidogrel 48
COVID-19 15, 36, 41, 58, 61, 64

CRISPR-Cas9 13, 23, 25, 30, 31, 32, 33, 44, 50, 52, 90
Citosina 35
Protección de datos 30, 53, 57, 62, 73, 75, 95, 97, 99
Depresión 62
Diabetes 12, 15, 26, 32, 49, 60, 67
Diagnóstico 11, 12, 20, 23, 26, 35, 36, 38, 42, 43, 45, 55, 57, 59, 63, 64, 68, 69, 101, 104
ADN 12, 25, 30, 34, 35, 36, 37, 41, 45, 47, 51, 53
Ética 10, 24, 100
Exoma 34, 42
Secuenciación del exoma 39, 43
Genoma 23, 28, 34, 35, 42, 90
Edición del genoma 23
Edición del genoma 13
Investigación sobre el genoma 8, 13, 22, 25, 27, 28, 30, 35, 38, 39, 40, 41, 42, 43, 44, 45, 46, 50, 58

Genómica 18, 25, 26, 27, 29, 37, 39, 60, 91, 101, 102, 103
Terapias génicas 27, 40, 43, 46, 90, 91, 97, 102
Datos sanitarios 55, 59
Política sanitaria 11
Guanina 35
Hepatitis 88, 89
Virus herpes 88
Enfermedades cardiovasculares 12, 15, 19, 26, 39, 49, 58, 59, 60, 67
VIH 15, 88, 89, 90, 103
Secuenciación de alto rendimiento 25, 34, 38, 42, 47
Tecnologías de secuenciación de alto rendimiento 29
Proyecto genoma humano 13, 28, 29, 30
Inmunología 79, 90, 91
Inmunoterapia 8, 13, 23, 77, 78, 79, 80, 81, 84, 85, 86, 87, 88, 90, 101, 103
Infectiología 40, 103
Enfermedades infecciosas 11, 15, 19
Cuidados intensivos 67
Ivacaftor 44, 49
Modificaciones de la línea germinal 51, 102

KI 9, 13, 20, 22, 23, 55, 56, 57, 58, 59, 60, 61, 62, 63, 64, 65, 66, 67, 68, 69, 70, 71, 72, 73, 74, 75, 101, 103, 104
Cambio climático 16
Cáncer 13, 15, 19, 20, 25, 26, 27, 32, 64, 69, 77, 79, 84
Medicina del cáncer 39
Terapia del cáncer 31, 47
Inteligencia artificial 9, 18, 22
Luxturna 40, 44
Paludismo 15
Mamografía 64, 69
imágenes médicas 63, 64
Biología molecular 12, 79, 90
Anticuerpos monoclonales 77, 78, 82
Fibrosis quística 44, 48
Mutación 27
Sostenibilidad 10, 17
Enfermedades neurodegenerativas 15
NGS 34, 35, 36, 37, 42, 47
Oncología 9, 27, 29, 36, 55, 58, 60, 63, 66, 81
Parkinson 21
Medicina personalizada 13, 15, 28, 35, 46, 47, 48, 49, 50, 59

Farmacogenómica 27, 37,
40, 48, 60, 66
diagnósticos prenatales
45
Prevención 9, 11, 16, 30,
38, 46, 59, 101
Proteómica 91, 102
Rehabilitación 67
Resistencia 21
Proyección 16, 39, 69
Anemia falciforme 31, 40,
44, 48, 51
Timina 35
Transcriptoma 34
Medicina de trasplantes
41

Trisomía 21 42, 45
Tuberculosis 15, 88, 89,
103
Genomas tumorales 39
Células T 78, 79, 80, 81,
82, 83, 84, 85, 87, 93, 94,
97, 103
Factores
medioambientales 29,
50
Responsabilidad 72, 73,
74, 97, 99
Virología 16
Accesibilidad 10, 23, 56,
57, 91, 95, 97, 105
Citocinas 80